L'infermiera

di

Otorinolaringoiatria

La Guida completa

SILVIA REALI

Indice dei contenuti

« Il reparto di otorinolaringoiatria: dove i medici sono specializzati nell'arte di decodificare i suoi sussurri, fiutare i suoi problemi al naso e guardare nelle sue orecchie. In breve, gli esperti di tutto ciò che si trova tra il cappello e la sciarpa! »

Capitolo 1

INTRODUZIONE ALL'OTORINOLARI NGOIATRIA

Storia e sviluppo otorinolaringoiatria

L'Otorinolaringoiatria, più comunemente conosciuta come Otorinolaringoiatria, è la disciplina medica dedicata alle orecchie, al naso e alla gola. Ma prima di essere riconosciuta come la sofisticata specialità che conosciamo oggi, ha attraversato secoli di scoperte, innovazioni ed evoluzioni.

Le origini dell'otorinolaringoiatria risalgono a tempi antichi. Nell'antico Egitto, ad esempio, i papiri medici rivelavano già una conoscenza delle malattie dell'orecchio. I medici greci come Ippocrate si interessavano alle malattie del naso e della gola, gettando le basi di quella che sarebbe diventata l'otorinolaringoiatria. Utilizzavano metodi relativamente semplici, persino rudimentali, ma avevano già un occhio attento ai sintomi e alle patologie.

Con la caduta dell'Impero Romano e l'inizio del Medioevo, lo sviluppo di questa disciplina ristagnò un po' in Europa, ma continuò a fiorire nel mondo islamico. I medici arabi conservarono ed estesero le conoscenze antiche, dando vita a importanti opere mediche che servirono da riferimento per secoli.

Fu durante il Rinascimento che l'Europa rinnovò il suo interesse per il progresso medico. La riscoperta di testi antichi, unita a un nuovo spirito di ricerca, portò a progressi significativi. Anatomisti come Vesalio fornirono descrizioni precise degli organi otorinolaringoiatrici, mentre i chirurghi svilupparono strumenti più appropriati, prefigurando gli strumenti specializzati di oggi.

Il XIX secolo ha visto la nascita dell'otorinolaringoiatria come specialità a sé stante. Con lo sviluppo della tecnologia, in particolare con l'invenzione dell'otoscopio, i medici furono in grado di esaminare l'orecchio interno con una precisione senza precedenti. È stato anche un periodo di sperimentazione, in cui sono stati tentati interventi chirurgici audaci come la mastoidectomia, aprendo la strada alla moderna chirurgia otorinolaringoiatrica.

Il 20° secolo ha visto un'esplosione della conoscenza e della tecnologia. L'arrivo degli antibiotici ha rivoluzionato il trattamento delle infezioni otorinolaringoiatriche. La chirurgia divenne sempre più sofisticata, con l'introduzione delle tecniche microchirurgiche e dell'endoscopia.

Oggi l'otorinolaringoiatria continua a svilupparsi, incorporando progressi tecnologici come l'imaging medico avanzato e la robotica. Dalla semplice rimozione di un corpo estraneo a procedure complesse come la chirurgia dell'orecchio interno, questa disciplina continua a evolversi, attingendo a una ricca storia per plasmare il futuro della medicina.

L'importanza del ruolo infermieristico in questo reparto

Quando entriamo nel mondo medico dell'otorinolaringoiatria, ci troviamo subito di fronte alla complessità e alla delicatezza delle cure necessarie per le orecchie, il naso e la gola. Mentre i medici otorinolaringoiatri svolgono un ruolo innegabile nel trattamento delle patologie e nell'esecuzione degli interventi chirurgici, gli infermieri sono il pilastro centrale della vita quotidiana dei pazienti, occupandosi del loro benessere e garantendo la continuità delle cure.

L'infermiere otorinolaringoiatra è spesso il primo punto di contatto per un paziente ansioso, e il suo ruolo va ben oltre la semplice somministrazione di farmaci o il monitoraggio della cura post-operatoria. Questo professionista sanitario assicura un rapporto di fiducia con il paziente, ascoltandolo, rassicurandolo e istruendolo sulla sua malattia e sul suo trattamento. La natura olistica dell'assistenza infermieristica significa che considera il paziente nel suo insieme, combinando aspetti fisiologici, psicologici e sociali.

In otorinolaringoiatria, gli infermieri si trovano ad affrontare situazioni particolari, sia che si tratti di assistere un paziente che ha appena subito una laringectomia e ha bisogno di sostegno per imparare a comunicare in modo diverso, sia che si tratti di un bambino spaventato da un'infezione ricorrente all'orecchio. In questi momenti, l'empatia, la pazienza e le competenze dell'infermiere sono essenziali per stabilire un clima di fiducia.

Gli infermieri otorinolaringoiatri svolgono anche un ruolo cruciale nel coordinamento delle cure. Lavorano a stretto contatto con un team multidisciplinare, che comprende audiologi, logopedisti, chirurghi e altri professionisti, per garantire che i pazienti ricevano la migliore assistenza possibile. Questa collaborazione è ancora più vitale nelle situazioni in cui il paziente deve affrontare scelte complesse, come l'inserimento di un impianto cocleare o un intervento di chirurgia ricostruttiva.

Inoltre, con i progressi tecnologici e medici, il ruolo dell'infermiere si è diversificato. Spesso vengono formati all'uso di apparecchiature specializzate, contribuendo direttamente alle procedure diagnostiche o alla riabilitazione post-chirurgica.

Sebbene l'otorinolaringoiatria sia una disciplina medica in costante evoluzione, il ruolo dell'infermiere rimane costante nella sua essenza: essere il custode del benessere del paziente. La loro importanza trascende i meri atti tecnici per abbracciare una missione più ampia: quella di assicurare che ogni paziente sia trattato con dignità, comprensione e competenza, garantendo così non solo la qualità delle cure, ma anche la qualità della vita dopo le cure.

Sfide e opportunità: Perché scegliere l'ONG?

L'otorinolaringoiatria, come ogni specialità medica, offre la sua parte di sfide e opportunità. Per gli infermieri che stanno pensando di intraprendere una carriera in questo campo, o per coloro che cercano di comprendere l'unicità di questa disciplina, ecco alcune riflessioni che potrebbero illuminare il loro cammino.

Le sfide:
- **Complessità dell'assistenza**: le condizioni otorinolaringoiatriche possono variare da una semplice infezione all'orecchio fino al cancro alla gola, richiedendo un'ampia gamma di competenze e una formazione continua.
- **Emozione e psicologia**: di fronte a patologie che possono compromettere funzioni essenziali come l'udito, il linguaggio o la respirazione, gli infermieri di otorinolaringoiatria devono spesso sostenere i pazienti che devono affrontare sfide emotive e psicologiche.
- **Tecnologia in costante evoluzione**: l'otorinolaringoiatria è all'avanguardia della tecnologia medica, il che richiede che gli infermieri si adattino e aggiornino le loro competenze regolarmente.
- **Multidisciplinarietà**: lavorare a stretto contatto con diversi professionisti sanitari (audiologi, chirurghi, logopedisti) richiede un'eccellente comunicazione e coordinamento.

Opportunità :

- **Diversità dell'assistenza**: l'otorinolaringoiatria offre una varietà di casi, che vanno dalla pediatria alla geriatria, consentendo agli infermieri di lavorare in molte aree diverse della medicina.
- **Impatto diretto sulla qualità della vita**: aiutare un paziente a recuperare l'udito o la voce ha un impatto profondamente gratificante sulla sua qualità di vita.
- **Progressi tecnologici**: per chi ama la tecnologia, l'otorinolaringoiatria è una manna dal cielo. Partecipare all'implementazione e all'utilizzo di nuove tecnologie non è solo emozionante, ma rafforza anche il valore aggiunto dell'infermiere.
- **Opportunità di specializzazione**: che si tratti di audiologia, chirurgia ricostruttiva, oncologia otorinolaringoiatrica o pediatria, le possibilità di specializzazione sono molto ampie.
- **Educazione e prevenzione**: l'otorinolaringoiatria ha una forte dimensione preventiva, che offre agli infermieri l'opportunità di educare e sensibilizzare i pazienti, ad esempio sui pericoli del fumo o sull'importanza della protezione dell'udito.

Se sceglie la specializzazione in otorinolaringoiatria, intraprenderà una carriera ricca di sfide, ma anche di soddisfazioni. È un campo dove la tecnologia incontra l'umanità, dove ogni giorno può riservare sorprese e dove il potenziale per migliorare la vita dei pazienti è immenso. Per coloro che sono animati dalla passione per la cura, dalla curiosità e dal desiderio di fare la differenza, l'otorinolaringoiatria può essere la strada reale.

Capitolo 2

ANATOMIA
E FISIOLOGIA
DI BASE

Orecchie: non solo per l'udito

L'orecchio è un organo straordinariamente complesso e delicato, progettato per captare le vibrazioni sonore e convertirle in impulsi elettrici che il cervello interpreta come suono. Per comprendere questo affascinante meccanismo, dobbiamo approfondire la struttura tridimensionale dell'orecchio, che è tradizionalmente diviso in tre parti principali: esterna, media e interna.

Orecchio esterno :
- **Pinna (o padiglione auricolare)**: è la parte visibile dell'orecchio, una struttura cartilaginea ricoperta di pelle. La sua forma curva è progettata per catturare le onde sonore e indirizzarle verso il canale uditivo.
- **Canale uditivo esterno**: è un tubo lungo circa 2,5 cm che trasporta le onde sonore dal padiglione al timpano. È rivestito da ghiandole che secernono cerume, che protegge e lubrifica il canale.

Orecchio medio :
- **Membrana timpanica** : Una membrana sottile che separa l'orecchio esterno dall'orecchio medio. Vibra in risposta alle onde sonore, trasmettendo queste vibrazioni agli ossicini nell'orecchio medio.
- **Gli ossicini**: tre piccole ossa - il martello, l'incudine e la staffa - che sono le ossa più piccole del corpo umano. Amplificano e trasmettono le vibrazioni dal timpano all'orecchio interno.
- **Tuba di Eustachio**: un canale che collega l'orecchio medio alla gola (faringe) e permette di bilanciare la pressione su entrambi i lati del timpano.

Orecchio interno :
- **Coclea**: coclea a forma di spirale, piena di fluido, contenente l'organo del Corti, essenziale per l'udito. Le vibrazioni sonore provocano onde nel fluido della coclea, stimolando le cellule ciliate dell'organo del

Corti, che trasformano questi movimenti in impulsi elettrici trasmessi al cervello.

- **Vestibolo**: si trova tra la coclea e i canali semicircolari e svolge un ruolo chiave nell'equilibrio.
- **Canali semicircolari**: tre tubi pieni di liquido che puntano in tre direzioni diverse. Rilevano i movimenti rotatori della testa, aiutando a mantenere l'equilibrio.

L'orecchio è una meraviglia dell'ingegneria biologica, un sistema integrato in cui ogni componente svolge un ruolo preciso nel consentire l'udito e l'equilibrio. Dalla semplice cattura delle onde sonore da parte del padiglione auricolare alla trasmissione degli impulsi elettrici al cervello da parte della coclea, l'orecchio è una testimonianza della complessità e della perfezione della nostra anatomia.

• Meccanismi uditivi

L'udito è un processo affascinante che trasforma le vibrazioni trasportate dall'aria, che noi riconosciamo come suono, in segnali elettrici che il cervello può interpretare. Per comprendere questo processo, dobbiamo seguire il percorso di un'onda sonora attraverso le varie parti dell'orecchio e fino al cervello.

- **Catturare le onde sonore**: tutto inizia con il **padiglione dell'orecchio esterno**, che cattura le onde sonore. Come un'antenna parabolica, dirige queste onde nel **canale uditivo esterno**.
- **Vibrazione del timpano**: le onde sonore raggiungono il **timpano** (o membrana timpanica) all'estremità del canale uditivo. Queste onde fanno vibrare il timpano.
- **Trasmissione all'orecchio medio**: le vibrazioni del timpano vengono trasmesse agli **ossicini** dell'orecchio medio. Questi tre ossicini, il martello, l'incudine e la staffa, agiscono come leve,

amplificando le vibrazioni. Le staffe sono collegate a una struttura chiamata **finestra ovale**, che separa l'orecchio medio dall'orecchio interno.

- **Movimento del fluido nell'orecchio interno**: Le vibrazioni nella finestra ovale fanno muovere il fluido all'interno della **coclea** (una struttura a forma di spirale nell'orecchio interno). La coclea è divisa in diversi canali pieni di fluido e queste vibrazioni creano onde attraverso i canali.

- **Stimolazione delle cellule ciliate**: All'interno della coclea si trova l'**organo del Corti**, che contiene migliaia di cellule ciliate. Queste cellule vengono deformate dalle onde liquide, provocando il rilascio di neurotrasmettitori.

- **Conversione in segnali elettrici**: i neurotrasmettitori rilasciati stimolano le terminazioni nervose del **nervo acustico**, convertendo le vibrazioni meccaniche in impulsi elettrici.

- **Interpretazione da parte del cervello**: questi impulsi elettrici viaggiano lungo il nervo acustico fino al cervello, più precisamente alla **corteccia uditiva** situata nel lobo temporale. È qui che questi segnali vengono interpretati come suoni distinti che riconosciamo e comprendiamo.

In un istante, le onde invisibili di vibrazioni trasportate dall'aria si trasformano in una melodia, una voce, una risata o un sussurro. È questo meccanismo uditivo che ci collega al mondo sonoro che ci circonda, permettendo la comunicazione, la musica e tante altre esperienze uditive che arricchiscono la nostra vita quotidiana.

Il naso: molto più di un semplice profumo

Il naso è una struttura esterna complessa e multifunzionale che domina la parte centrale del viso. Non serve solo per annusare e respirare, ma svolge anche un ruolo di filtro, umidificazione e regolazione della temperatura dell'aria respirata. Diamo un'occhiata più da vicino alla sua struttura e alle sue funzioni.

Struttura del naso :
- Parte esterna :
    - **Narici (o aperture delle narici)**: Sono le aperture attraverso le quali l'aria entra ed esce.
    - **Setto nasale:** una parete che divide il naso in due cavità (o cavità nasali). È costituito da cartilagine nella parte anteriore e da osso nella parte posteriore.
    - **Cartilagine alare:** cartilagine flessibile che forma la struttura della parte esterna del naso.
- Parte interna (cavità nasali) :
    - **Cornetti**: strutture ossee sporgenti ricoperte di membrana mucosa, che aumentano la superficie interna del naso e aiutano a umidificare e riscaldare l'aria inspirata.
    - **Meato nasale:** sono i passaggi tra i turbinati e il setto nasale.
    - **Seni paranasali:** cavità piene d'aria situate nelle ossa facciali e collegate alla cavità nasale. Svolgono un ruolo nella risonanza della voce e nella produzione di muco.
- **Mucosa nasale:** riveste l'interno del naso e contiene numerose ghiandole che producono muco e minuscole cilia (cilia vibratorie) che filtrano, umidificano e riscaldano l'aria respirata.

Funzioni del naso :
- **Respirazione**: il naso permette all'aria di entrare e uscire durante la respirazione, fornendo ossigeno al corpo ed eliminando l'anidride carbonica.
- **Filtrazione**: i peli all'ingresso delle narici e le ciglia vibranti all'interno del naso aiutano a filtrare le

particelle estranee, impedendo loro di entrare nei polmoni.

- **Olfatto**: il naso è l'organo principale dell'olfatto. La parte superiore della cavità nasale contiene l'epitelio olfattivo, dove le molecole odorose vengono rilevate e trasformate in segnali nervosi inviati al cervello.
- **Protezione**: il muco prodotto dalla mucosa nasale intrappola le particelle, i batteri e i virus, impedendo loro di entrare in profondità nel sistema respiratorio.
- **Umidificazione e riscaldamento**: L'aria inspirata viene inumidita e riscaldata dalla mucosa nasale, preparandola a entrare nei polmoni.
- **Risonanza vocale**: le cavità nasali e i seni paranasali svolgono un ruolo nella modulazione della voce, conferendole la qualità di risonanza.

Il naso è quindi molto più di una semplice protuberanza al centro del viso. È un organo complesso ed essenziale che facilita la respirazione, protegge dagli agenti patogeni, fornisce l'olfatto e svolge un ruolo chiave nella fonazione.

• Il ruolo dei seni paranasali

I seni paranasali sono cavità ventilate situate nelle ossa del cranio e del viso. Queste cavità sono rivestite da un sottile strato di membrana mucosa che produce muco. Sono collegate alle cavità nasali da piccole aperture. Sebbene la loro funzione esatta non sia del tutto chiara, in genere si attribuiscono ai seni paranasali diversi ruoli principali.

- **Alleggerimento del cranio**: una delle funzioni più riconosciute dei seni paranasali è quella di alleggerire il peso del cranio. Senza queste cavità, il cranio sarebbe notevolmente più pesante, il che potrebbe rendere la testa meno mobile e più difficile da sostenere.
- **Resistenza al trauma**: i seni paranasali possono fornire una certa resistenza in caso di trauma

facciale. L'esistenza di queste cavità ventilate può consentire una migliore distribuzione delle forze al momento dell'impatto, riducendo potenzialmente le lesioni.

- **Risonanza vocale**: i seni paranasali svolgono un ruolo nella modulazione della voce. Agiscono come camere di risonanza, contribuendo a dare a ogni persona la sua voce unica. Se ha mai parlato mentre soffriva di sinusite, probabilmente avrà notato un cambiamento nel timbro della sua voce.
- **Umidificare e riscaldare l'aria**: sebbene questo ruolo sia attribuito principalmente alle cavità nasali, anche i seni paranasali svolgono un ruolo nell'umidificare e riscaldare l'aria inspirata prima che raggiunga i polmoni.
- **Produzione di muco**: la membrana mucosa che riveste i seni paranasali produce muco, che aiuta a inumidire l'interno del naso. Questo muco trattiene anche le particelle, i batteri e altri agenti patogeni, impedendo loro di proseguire nelle vie respiratorie.
- **Ammortizzazione**: I seni paranasali potrebbero anche svolgere un ruolo di ammortizzazione, proteggendo il cervello in caso di urti o impatti sul viso.
- **Olfatto**: sebbene non sia il loro ruolo principale, i seni paranasali possono anche partecipare alla funzione olfattiva, contribuendo alla circolazione e al filtraggio dell'aria inspirata.

I seni paranasali sono strutture anatomiche vitali che svolgono una serie di funzioni importanti per la salute e il benessere. Tuttavia, possono anche essere soggetti a infezioni e infiammazioni, come la sinusite, che può richiedere un trattamento medico.

La gola: l'intersezione del linguaggio e la respirazione

• Faringe, laringe e trachea

La faringe, la laringe e la trachea sono componenti chiave dei sistemi respiratorio e digestivo, formando un percorso continuo per l'aria e il cibo. Diamo un'occhiata alla struttura e alla funzione di questi organi.

Faringe :
- **Struttura**: La faringe è un condotto muscolomembranoso a forma di imbuto che si estende dalla base del cranio all'ingresso dell'esofago.
- **Divisione**: è divisa in tre sezioni:
    - **Rinofaringe**: si trova dietro il naso e sopra il livello del palato molle. Qui si trovano le adenoidi e vi si aprono le tube di Eustachio.
    - **Oro-faringe**: situata dietro la bocca, comprende le tonsille palatine.
    - **Laringo-faringe (o ipo-faringe): si** trova dietro la laringe.
- **Funzione**: la faringe funge da crocevia tra il tratto respiratorio e quello digestivo, permettendo all'aria di passare ai polmoni e al cibo di passare all'esofago.

Laringe :
- **Struttura**: Spesso chiamata 'scatola della voce', la laringe è un condotto cartilagineo situato tra la faringe e la trachea.
- Componenti principali :
    - **Cartilagine tiroidea**: spesso chiamata "pomo d'Adamo", è la cartilagine più evidente della laringe.
    - **Cartilagine cricoidea**: forma la base della laringe.

- **Epiglottide:** una lama di cartilagine che agisce come una porta, impedendo al cibo di entrare nelle vie respiratorie.
- **Corde vocali:** sono responsabili della produzione della voce.
- **Funzione:** oltre alla fonazione, la laringe protegge le vie respiratorie impedendo a cibo e liquidi di entrare nei polmoni. L'epiglottide svolge un ruolo fondamentale in questa funzione.

Trachea :
- **Struttura:** la trachea è un tubo composto da anelli cartilaginei semicircolari e tessuto connettivo. Inizia dalla laringe e si divide in due bronchi principali per ciascun polmone.
- **Funzione:** condotto principale per l'aria che si dirige verso i polmoni. Il rivestimento della trachea contiene piccole ghiandole che producono muco, contribuendo a umidificare l'aria e a intrappolare le piccole particelle prima che raggiungano i polmoni.

Insieme, la faringe, la laringe e la trachea formano un percorso continuo che guida l'aria dal naso e dalla bocca ai polmoni, garantendo al contempo funzioni vitali come la fonazione e la protezione delle vie aeree.

• Funzioni vocali e respiratorie

La combinazione armoniosa delle funzioni vocali e respiratorie è ciò che permette agli esseri umani di parlare mantenendo una respirazione adeguata. Queste due funzioni, sebbene distinte, sono strettamente collegate e dipendono dall'integrità anatomica e funzionale di diverse strutture, in particolare della laringe.

1. Funzioni respiratorie :
- **Ispirazione:** inizia con la contrazione del diaframma e dei muscoli intercostali esterni, che aumentano il volume della gabbia toracica. Questo crea una

pressione negativa nei polmoni, attirando l'aria dall'esterno nelle vie respiratorie.

- **Espirazione**: in generale, l'espirazione è un processo passivo, in cui il diaframma e i muscoli intercostali si rilassano, riducendo il volume del torace. Questo spinge l'aria fuori dai polmoni. Durante lo sforzo, come l'esercizio fisico o il canto, l'espirazione può diventare attiva grazie alla contrazione dei muscoli addominali e intercostali interni.
- **Filtrazione, umidificazione e riscaldamento**: L'aria inspirata viene filtrata, umidificata e riscaldata quando passa attraverso il naso, la faringe e la trachea, prima di raggiungere i polmoni.

2. Funzioni vocali :

- **Produzione del suono**: la fonazione inizia quando l'aria espirata dai polmoni passa attraverso le corde vocali, facendole vibrare. Questa vibrazione crea un suono.
- **Modulazione del suono**: il suono prodotto dalle corde vocali è modulato da diversi fattori:
  - **Tensione delle corde vocali**: più le corde vocali sono tese, più il suono è alto.
  - **Forma e dimensioni delle cavità orali e nasali**: agiscono come camere di risonanza, modificando la qualità del suono.
  - **Movimenti della lingua, delle labbra e del palato molle**: questi movimenti modulano il suono per produrre un discorso articolato.
- **Protezione delle vie respiratorie**: durante la deglutizione, l'epiglottide si ripiega sulla laringe per evitare che il cibo o il liquido entrino nei polmoni. Inoltre, le corde vocali si uniscono saldamente per impedire l'ingresso di particelle estranee.

È importante notare che la respirazione e la fonazione sono spesso sincronizzate, soprattutto durante il discorso.

Inspiriamo rapidamente, poi utilizziamo l'aria espirata lentamente per parlare. Questa coordinazione assicura che il fabbisogno di ossigeno del corpo sia soddisfatto, consentendoci di comunicare in modo efficace. Inoltre, i cantanti e gli oratori professionisti spesso sviluppano una capacità respiratoria e tecniche superiori per massimizzare la qualità e la durata della voce, mantenendo una respirazione adeguata.

Capitolo 3

PATOLOGIE COMUNI E CURA

Problemi di udito

• Infezioni all'orecchio, sordità, acufeni...

L'orecchio è un organo delicato ed essenziale, non solo per l'udito ma anche per l'equilibrio. Numerose condizioni possono influire sul suo corretto funzionamento, causando sintomi che vanno dal disagio temporaneo all'interruzione permanente della vita quotidiana.

1. Infezioni all'orecchio :
   - **Otite esterna**: coinvolge il canale uditivo esterno, di solito a causa di un'infezione. A volte viene chiamata "orecchio del nuotatore" perché può essere causata da un'esposizione prolungata all'acqua.
     - **Sintomi**: dolore, prurito, secrezione e perdita temporanea dell'udito.
     - **Trattamento**: gocce auricolari, pulizia professionale e, nei casi più gravi, antibiotici.
   - **Otite media**: infezione dell'orecchio medio, spesso a seguito di un raffreddore o di un'altra infezione delle vie respiratorie.
     - **Sintomi**: dolore intenso, febbre, perdita temporanea dell'udito e, nei bambini, irritabilità.
     - **Trattamento**: Analgesici, antibiotici se la causa è batterica e, a volte, intervento chirurgico per drenare il liquido.

2. Sordità :
   - **Perdita uditiva conduttiva**: problemi legati alla conduzione del suono dall'orecchio esterno all'orecchio medio. Può essere causata da un tappo di cerume, da un'otite media o da una perforazione del timpano.
     - **Trattamento**: rimozione della spina, trattamento dell'infezione o intervento chirurgico.

- **Perdita uditiva neurosensoriale**: problemi all'orecchio interno o al nervo acustico. Può essere dovuta a fattori genetici, all'invecchiamento, all'esposizione a rumori forti o a determinati farmaci.
    - **Trattamento** : Apparecchi acustici o impianti cocleari.

3. Acufene :
  - **Definizione**: percezione di rumori (ronzii, fischi) in assenza di una fonte sonora esterna.
  - **Cause**: l'acufene può essere causato dall'esposizione a rumori forti, da alcune malattie o farmaci, oppure può essere un sintomo di una patologia dell'orecchio, come l'ipoacusia neurosensoriale.
  - **Trattamento**: Sebbene l'acufene non sia sempre curabile, alcuni approcci possono aiutare a gestire i sintomi, come la terapia del suono, gli apparecchi acustici, la terapia cognitivo-comportamentale e alcuni farmaci.

È essenziale consultare uno specialista dell'orecchio, del naso e della gola o un audiologo per una diagnosi precisa e una consulenza su misura per ogni situazione. Anche se alcune patologie dell'orecchio possono sembrare benigne, senza un trattamento adeguato possono portare a complicazioni o alla perdita permanente dell'udito.

Problemi nasali e sinusali

• Sinusite, polipi, epistassi...

Il naso svolge un ruolo centrale nella respirazione, nel filtraggio dell'aria e nell'olfatto, oltre a fungere da risonatore per la voce. Come qualsiasi altro organo, può essere soggetto a una serie di condizioni che, se non trattate, possono compromettere seriamente la qualità della vita.

1. Sinusite:
   - **Definizione**: infiammazione o gonfiore della mucosa sinusale. Può essere acuta (di breve durata) o cronica (di lunga durata, generalmente superiore a 12 settimane).
   - **Cause**: infezioni virali (come il comune raffreddore), infezioni batteriche, allergie o altri fattori come anomalie anatomiche.
   - **Sintomi**: dolore e gonfiore intorno agli occhi, naso chiuso, naso che cola, febbre, affaticamento, alito cattivo.
   - **Trattamento**: Antibiotici per le infezioni batteriche, corticosteroidi nasali, analgesici e, in alcuni casi, chirurgia.
2. Polipi nasali:
   - **Definizione**: escrescenze morbide, indolori e non cancerose che si formano sulla membrana mucosa dei seni paranasali o del naso.
   - **Cause**: infiammazione cronica dei seni paranasali o del naso, allergie, infezioni e alcune malattie immunitarie.
   - **Sintomi**: naso chiuso, perdita dell'olfatto, riduzione del senso del gusto, dolore facciale, naso che cola.
   - **Trattamento**: corticosteroidi nasali, chirurgia per rimuovere i polipi e trattamenti per gestire le cause sottostanti.
3. Sangue dal naso (epistassi):
   - **Cause**: secchezza della mucosa nasale, grattamento o sfregamento, traumi, uso di farmaci anticoagulanti, infezioni, malattie del sangue e tumori.
   - **Primo soccorso**: inclini leggermente la testa in avanti (non indietro), pizzichi delicatamente il naso appena sotto il ponte osseo e attenda che l'emorragia si fermi. Se l'emorragia persiste dopo 15-20 minuti, consulti un medico.

- **Trattamento**: cauterizzazione per il sanguinamento frequente, umidificazione della mucosa nasale e, in alcuni casi, intervento chirurgico.

Ciascuna di queste condizioni richiede un approccio terapeutico diverso, ed è essenziale consultare uno specialista dell'orecchio, del naso e della gola per una diagnosi accurata e un trattamento adeguato. Il trattamento precoce di questi problemi può prevenire complicazioni a lungo termine e migliorare la qualità di vita dei pazienti.

Disturbi alla gola

• Angina, laringite, tumori...

La faringe e la laringe sono strutture essenziali per il linguaggio, la deglutizione e la respirazione. Possono essere sede di diverse patologie, dalle più benigne alle più gravi, con implicazioni significative per la salute e la qualità della vita.

1. Angina :
- **Definizione**: infiammazione acuta delle tonsille e/o della faringe.
- **Cause**: infezioni virali (nella maggior parte dei casi) o infezioni batteriche (in particolare lo streptococco di gruppo A).
- **Sintomi**: mal di gola, difficoltà a deglutire, febbre, ingrossamento dei linfonodi, arrossamento e gonfiore delle tonsille.
- **Trattamento**: riposo, analgesici, gargarismi per il dolore. Se la causa è batterica, verranno prescritti degli antibiotici.

2. Laringite :
- **Definizione**: infiammazione della laringe, spesso associata a raucedine o perdita della voce.

- **Cause**: infezioni virali, uso eccessivo della voce, inalazione di sostanze irritanti, reflusso gastro-esofageo.
- **Sintomi**: cambiamento o perdita della voce, mal di gola, tosse secca.
- **Trattamento**: riposo vocale, idratazione, umidificatori e, se la causa è infettiva, farmaci antivirali o antibiotici come appropriato.

3. Tumori della faringe e della laringe :
- **Benigni**: come i polipi o i noduli vocali, non sono cancerosi e possono influire sulla voce.
- **Maligni**: i tumori della faringe o della laringe possono essere causati dal fumo, dal consumo eccessivo di alcol, dall'esposizione a determinate sostanze chimiche e dal virus del papilloma umano (HPV).
- **Sintomi**: raucedine persistente, dolore alla gola, difficoltà a deglutire, gonfiore o noduli nel collo, perdita di peso inspiegabile.
- **Trattamento**: chirurgia per rimuovere il tumore, radioterapia, chemioterapia o una combinazione di questi metodi.

La gestione e la prevenzione delle patologie della gola richiedono consapevolezza ed educazione. È fondamentale riconoscere tempestivamente i sintomi, consultare uno specialista quando necessario e adottare abitudini di vita sane per proteggere queste strutture vitali.

Capitolo 4

LA REALTÀ QUOTIDIANA DELL'INFERMIERA OTORINOLARINGOIATRIA

Routine e controlli mattutini

Quando un infermiere inizia la sua giornata in otorinolaringoiatria, è essenziale seguire una routine mattutina per garantire che tutto sia al suo posto per i pazienti e l'équipe medica. Ecco una panoramica di come potrebbe essere questa routine, per garantire un'assistenza sicura ed efficace.

1. Verifica personale :
   * **Preparazione mentale:** si prenda un momento per centrarsi e prepararsi mentalmente per la giornata.
   * **Igiene:** garantisca una rigorosa igiene delle mani, indossi abiti da lavoro puliti e tutti i dispositivi di protezione personale necessari.
2. Trasmissione di trasmissioni:
   * **Comunicazione:** ricevere informazioni essenziali sui pazienti della notte precedente o dell'ultimo turno.
   * **Note:** Prenda appunti sulle particolarità o sulle esigenze specifiche di ogni paziente.
3. Tour di controllo dell'attrezzatura:
   * **Apparecchiature:** Si assicuri che tutte le apparecchiature (audiometri, nasofibroscopi, ecc.) funzionino correttamente.
   * **Forniture:** controllare le scorte di forniture mediche e aggiungerle se necessario.
   * **Pulizia:** si assicuri che tutte le aree, in particolare le sale di visita, siano pulite e pronte per i pazienti.
4. Controllo degli appuntamenti :
   * **Orario:** Consulti l'orario per sapere quali pazienti verranno e le loro esigenze specifiche, e pianifichi di conseguenza.
   * **Preparativi:** Preparare in anticipo tutti i materiali e le attrezzature necessarie per gli esami o le procedure previste.

5. Consultazione con il team:
- **Riunione rapida**: una breve riunione con il team può aiutare a chiarire i ruoli, a discutere casi complessi e ad assicurarsi che tutti siano sulla stessa lunghezza d'onda.

6. Accogliere i primi pazienti:
- **Valutazione**: all'arrivo dei pazienti, effettuare una valutazione iniziale, ponendo domande sul loro benessere generale e su eventuali cambiamenti rispetto all'ultima visita.
- **Documentazione**: aggiornare le cartelle cliniche dei pazienti con tutte le informazioni pertinenti.

7. Impostazione dei protocolli di emergenza :
- **Preparazione**: si assicuri che tutti i protocolli di emergenza (per le reazioni allergiche, le emorragie, ecc.) siano in atto e che tutto il personale sia formato per affrontarli.

Con queste routine e controlli, l'infermiere otorinolaringoiatra è armato per affrontare la giornata in modo efficace, garantendo un alto livello di assistenza al paziente e mantenendo una collaborazione fluida con il resto del team medico.

Collaborazione interdisciplinare: lavoro di squadra

Il mondo della medicina otorinolaringoiatrica (Otorinolaringoiatria) non opera in silos. Il trattamento completo di un paziente richiede spesso l'esperienza e le competenze di diversi professionisti sanitari. L'interdisciplinarità è la chiave per fornire un'assistenza olistica e su misura.

1. L'importanza della collaborazione:
   - **Il quadro generale**: ogni professionista ha una prospettiva e un'esperienza uniche che, se combinate, possono fornire una comprensione completa della condizione del paziente.
   - **Ottimizzare l'assistenza**: la collaborazione assicura che il paziente riceva il miglior trattamento possibile, sfruttando le competenze di ogni membro del team.
2. Professionisti chiave ONG :
   - **Audiologi**: Valutano, diagnosticano e trattano i problemi di udito e di equilibrio. La loro competenza è fondamentale per i pazienti che soffrono di sordità o di altri disturbi dell'udito.
   - **Logopedisti**: Questi specialisti lavorano con i pazienti che hanno problemi di linguaggio o di deglutizione, spesso causati da patologie otorinolaringoiatriche.
   - **Chirurghi della testa e del collo**: per le patologie che richiedono un intervento chirurgico, questi esperti sono spesso chiamati a collaborare strettamente.
3. Altre collaborazioni chiave:
   - **Allergologi**: molti problemi otorinolaringoiatrici possono essere collegati alle allergie. L'esperienza di un allergologo è fondamentale per diagnosticare e trattare questi problemi.
   - **Radiologi**: per la diagnostica per immagini e la diagnosi dettagliata.
   - **Oncologi**: nei casi in cui viene rilevato un tumore, sia benigno che maligno.
4. Comunicazione efficace:
   - **Incontri regolari**: sessioni regolari di brainstorming per discutere casi difficili e condividere le competenze.
   - **Registri condivisi**: Utilizzo di sistemi informativi condivisi per garantire che ogni professionista abbia accesso a tutte le informazioni necessarie.

5. Formazione continua :
- **Seminari interdisciplinari**: workshop e corsi di formazione per conoscere i metodi e le scoperte più recenti nei campi correlati.
- **Casi di studio congiunti**: analisi di casi di successo o sfide per migliorare continuamente i metodi di collaborazione.

La collaborazione interdisciplinare in otorinolaringoiatria non consiste solo nel lavorare fianco a fianco, ma nell'immergersi profondamente nella simbiosi delle competenze per fornire un'assistenza incentrata sul paziente. In un mondo medico sempre più complesso, la capacità di lavorare come parte di un team sta diventando non solo desiderabile, ma essenziale.

Chirurgia: preparazione e follow-up post-operatorio

Nel mondo dell'otorinolaringoiatria, le procedure chirurgiche possono variare da una semplice tonsillectomia a un intervento complesso per rimuovere un tumore. La preparazione del paziente e il follow-up post-operatorio sono fasi cruciali per garantire la sicurezza, il comfort e il recupero ottimale del paziente.

1. Preparazione all'intervento:
- Consultazione iniziale :
  - Identificazione del problema e decisione di intervenire chirurgicamente.
  - Spiegazione della procedura, dei rischi e dei benefici.

- Valutazioni preoperatorie :
  - Esami del sangue, studi di imaging e altri esami necessari per garantire che il paziente sia idoneo all'intervento.
  - Valutazione anestetica per determinare il tipo di anestesia (locale, regionale, generale).
- Istruzioni preoperatorie :
  - Consigli sui farmaci: quali farmaci evitare o continuare.
  - Linee guida sul digiuno prima dell'intervento chirurgico.
  - Informazioni sul giorno dell'operazione.

2. Il giorno dell'operazione:
- Accoglienza e preparazione :
- Installazione nella sala pre-operatoria.
- Verifica delle informazioni, firma del consenso e preparazione all'anestesia.
- Chirurgia :
- Seguire i protocolli stabiliti e garantire le migliori condizioni di sterilità.
- Utilizzo di attrezzature e tecniche moderne per ottimizzare i risultati e ridurre al minimo le complicazioni.

3. Follow-up post-operatorio:
- Immediato :
  - Monitoraggio nella sala di recupero per garantire il recupero stabile delle funzioni vitali.
  - Valutazione del dolore e somministrazione di farmaci appropriati.
- Ricovero ospedaliero :
  - Monitoraggio regolare dei segni vitali, del dolore e dei segni di complicazioni.
  - Incoraggiamento alla mobilizzazione del paziente per prevenire le complicazioni legate all'immobilità (a seconda della procedura).

- Consigli per uscire:
  - Istruzioni chiare sull'assistenza domiciliare, sui segnali di pericolo e sull'assunzione di farmaci.
  - Informazioni sulle restrizioni dietetiche o fisiche.
- Consultazioni di follow-up :
  - Valutazione della guarigione, ricerca di possibili complicazioni e verifica del successo dell'intervento.
  - Pianificare qualsiasi riabilitazione o terapia necessaria (ad esempio, la logopedia dopo un intervento chirurgico alla laringe).
- Riabilitazione e recupero a lungo termine :
  - Riabilitazione con specialisti, se necessario, per ripristinare la funzionalità ottimale.
  - Un follow-up regolare con l'otorinolaringoiatra per garantire una salute continua.

Il percorso chirurgico otorinolaringoiatrico, sebbene talvolta stressante per il paziente, è reso il più agevole possibile da una preparazione meticolosa e da un rigoroso follow-up post-operatorio. L'impegno e la dedizione dell'intero team medico garantiscono i migliori risultati possibili e il benessere del paziente.

Gestione delle emergenze otorinolaringoiatriche

L'otorinolaringoiatria, pur essendo considerata essenzialmente una specialità medico-chirurgica, si trova ad affrontare una serie di emergenze che possono mettere a rischio la prognosi vitale o funzionale del paziente. Queste emergenze richiedono un'assistenza rapida, appropriata e spesso interdisciplinare per garantire la sicurezza e il benessere del paziente.

1. Riconoscere un'emergenza :
   - **Ostruzione delle vie aeree**: che sia causata da un corpo estraneo, da un edema, da un tumore o da un'infezione, si tratta di un'emergenza pericolosa per la vita che richiede un intervento immediato.
   - **Emorragie nasali maggiori**: alcune possono essere molto abbondanti e pericolose per la vita.
   - **Traumi**: fratture nasali, traumi all'orecchio o ferite al collo richiedono una valutazione rapida.
2. Protocolli di risposta rapida:
   - **Valutazione iniziale**: valutazione rapida della gravità della situazione e della stabilità vitale del paziente, e determinazione del corso di trattamento appropriato.
   - **Stabilizzare il paziente**: Assicurare la pervietà delle vie aeree, controllare l'emorragia, somministrare il primo soccorso.
3. Gestione specifica a seconda dell'emergenza:
   - Corpi estranei :
   - Nell'orecchio: estrazione delicata per evitare di danneggiare il timpano.
   - Nel naso o nella gola: rimuovere con cautela, soprattutto nei bambini.
   - Infezioni acute :
   - Ascesso peritonsillare o flemmone: spesso è necessario un drenaggio chirurgico.
   - Laringite acuta nei bambini: ricovero in ospedale e stretto monitoraggio.
   - Trauma :
   - Frattura del naso: riduzione della frattura.
   - Ferite del collo: esplorazione e sutura, talvolta in anestesia generale.
4. Collaborazione interdisciplinare:
   - **Anestesisti**: in particolare nei casi di ostruzione delle vie aeree.
   - **Radiologi**: per la diagnostica per immagini di emergenza.

- **Chirurghi maxillo-facciali: nei casi di** trauma esteso o complesso.

5. Comunicazione con i pazienti e i parenti:
  - **Informazioni:** spiegare la situazione, la procedura prevista e i rischi potenziali.
  - **Rassicurazione:** garantire che vengano adottate tutte le misure necessarie per assicurare la sicurezza e il benessere del paziente.

6. Prevenzione e consapevolezza :
  - **Educazione pubblica:** sui rischi dell'introduzione di corpi estranei, sulla sicurezza quando partecipa ad attività ad alto rischio, sull'importanza della vaccinazione per prevenire alcune infezioni.
  - **Formazione continua per i professionisti:** garantire che siano aggiornati sulle ultime tecniche e protocolli di gestione delle emergenze.

La gestione delle emergenze otorinolaringoiatriche è un'abilità essenziale per ogni professionista di questa specialità. Richiede non solo competenze cliniche e chirurgiche, ma anche la capacità di prendere decisioni rapide in situazioni di stress, garantendo al contempo la sicurezza e il comfort del paziente.

Il rapporto paziente-infermiere: ascolto e insegnamento

La relazione tra il paziente e l'infermiere Otorinolaringoiatria è un pilastro centrale del processo di cura. Questa relazione va ben oltre gli interventi tecnici o i trattamenti medici. Si basa su una comunicazione aperta, sull'ascolto attivo e su metodi di insegnamento appropriati per guidare il paziente attraverso l'intero processo di cura.

1. Costruire la fiducia:
   - **Primo contatto**: un'accoglienza calorosa, rispettosa e non giudicante aiuta a stabilire un clima di fiducia.
   - **Rispetto della privacy**: garantire la riservatezza delle informazioni e rispettare la privacy fisica ed emotiva dei pazienti durante l'assistenza.
   - **Onestà**: essere trasparenti sulle procedure, i benefici, i rischi e i risultati attesi.
2. Ascolto attivo:
   - **Concedere tempo**: lasciare che il paziente si esprima senza interromperlo o mettergli fretta.
   - **Riformulare**: ripetere con parole proprie per assicurarsi di aver compreso le preoccupazioni o i sintomi descritti.
   - **Empatia**: mostrare comprensione e compassione per le emozioni e le preoccupazioni del paziente.
3. Metodi di insegnamento adattati:
   - **Spiegazione chiara**: utilizzare un linguaggio semplice ed evitare il gergo medico per spiegare diagnosi, procedure o trattamenti.
   - **Ausili visivi**: utilizzare diagrammi, immagini o modelli per facilitare la comprensione delle spiegazioni.
   - **Dimostrazione**: mostrare cosa fare, ad esempio come usare uno spray nasale o come eseguire esercizi di logopedia.
4. Incoraggiare l'autogestione:
   - **Educazione terapeutica**: insegnare ai pazienti come gestire la loro condizione, riconoscere i segni di peggioramento e quando cercare aiuto.
   - **Empowerment**: incoraggiare i pazienti ad assumere un ruolo attivo nelle proprie cure e decisioni mediche.
5. Gestire le emozioni :
   - **Riconoscere l'ansia**: alcune diagnosi o procedure possono causare ansia. Riconoscere quest'ansia e suggerire strategie per gestirla è essenziale.

- **Sostegno emotivo**: essere disponibili a discutere, rassicurare e, se necessario, rivolgersi a specialisti come gli psicologi.
6. Feedback e miglioramento continuo:
   - **Feedback dei pazienti**: inviti i pazienti a condividere le loro impressioni sulla relazione e sull'assistenza ricevuta.
   - **Formazione continua**: gli infermieri dovrebbero frequentare regolarmente corsi di formazione sulla comunicazione medica per migliorare le loro capacità relazionali.

Il rapporto paziente-infermiere in otorinolaringoiatria non è solo transazionale; è profondamente umano. Ascoltando e insegnando, gli infermieri svolgono un ruolo essenziale nel sostenere i pazienti, assicurando il loro benessere e garantendo il successo della loro cura. Coltivando questo rapporto con attenzione e professionalità, gli infermieri contribuiscono in modo determinante alla qualità delle cure otorinolaringoiatriche.

Capitolo 5

TECNICHE
E
COMPETENZE
SPECIFICHE

Test audiologici :
audiogrammi e timpanogrammi

L'udito è un senso complesso che richiede una valutazione dettagliata per comprendere eventuali disfunzioni. Nel campo dell'otorinolaringoiatria, gli esami audiologici sono essenziali per rilevare, quantificare e qualificare la perdita dell'udito o le anomalie dell'orecchio medio. Gli audiogrammi e i timpanogrammi sono due degli esami più importanti.

1. Audiogramma: mappatura dell'udito
   - **Principio**: l'audiogramma valuta la capacità di una persona di percepire suoni di diverse frequenze (dai bassi agli alti) e intensità (dai bassi ai forti).
   - **Procedura**: Il paziente viene fatto accomodare in una cabina insonorizzata e indossa delle cuffie. Vengono riprodotti suoni di diversa intensità e frequenza. Gli viene chiesto di segnalare ogni volta che sente un suono.
   - **Risultati**: l'audiogramma viene rappresentato sotto forma di grafico, dove l'asse orizzontale rappresenta le frequenze e l'asse verticale le intensità. La curva ottenuta fornisce un quadro chiaro dell'udito del paziente: normale, conduttivo, neurosensoriale o misto.
2. Timpanogramma : Il barometro dell'orecchio medio
   - **Principio**: il timpanogramma misura la mobilità del timpano in risposta alle variazioni di pressione nel canale uditivo esterno. Ciò consente di valutare il funzionamento dell'orecchio medio.
   - **Procedura**: un boccaglio viene posizionato all'ingresso del canale uditivo. Genera un suono variando la pressione. Il dispositivo misura la quantità di suono riflessa dal timpano a pressioni diverse.

- **Risultati**: il timpanogramma viene rappresentato anche sotto forma di grafico, con la pressione sull'asse orizzontale e la conformità (mobilità) del timpano sull'asse verticale. In base alla forma della curva, possiamo dedurre se l'orecchio medio è normale, se c'è del liquido dietro il timpano o se c'è una disfunzione della tuba di Eustachio, tra le altre cose.

3. Importanza diagnostica
    - **Audiogramma**: serve a distinguere i diversi tipi di perdita uditiva (conduttiva, neurosensoriale o mista) e a valutarne il grado (lieve, moderata, grave, profonda).
    - **Timpanogramma**: è fondamentale per diagnosticare condizioni come l'otite sierosa, il versamento dietro il timpano, la perforazione timpanica o i problemi ossiculari.

4. Ulteriori esami

    Una volta eseguiti e interpretati questi test, viene elaborata una strategia di trattamento. Questa può andare dal semplice monitoraggio alla prescrizione di apparecchi acustici o addirittura all'intervento chirurgico, a seconda della causa sottostante.

Gli audiogrammi e i timpanogrammi sono strumenti diagnostici essenziali in otorinolaringoiatria. Consentono una valutazione accurata dell'udito e della funzione dell'orecchio medio, fornendo le chiavi per una gestione appropriata ed efficace. Per gli infermieri di otorinolaringoiatria, la comprensione di questi esami e delle loro implicazioni rappresenta un contributo importante alla cura del paziente e all'educazione terapeutica.

Endoscopie nasali e laringee

L'endoscopia è una tecnica utilizzata per visualizzare l'interno di un organo o di una cavità utilizzando uno strumento chiamato endoscopio. In otorinolaringoiatria (Otorinolaringoiatria), l'endoscopia nasale e laringea svolge un ruolo predominante nella diagnosi, nel monitoraggio e talvolta nel trattamento di molte patologie.

1. L'endoscopio: l'occhio del professionista
   - **Composizione**: si tratta di un tubo flessibile o rigido con una fonte di luce e una telecamera all'estremità.
   - **Come funziona**: L'immagine catturata dall'endoscopio viene trasmessa a uno schermo, consentendo al medico di vedere in tempo reale e in dettaglio l'interno del tratto esaminato.
2. Endoscopia nasale: esplorare il naso
   - **Indicazioni**: questo esame viene generalmente eseguito per esplorare le cavità nasali in caso di sintomi come ostruzione nasale, sanguinamento, secrezione nasale anomala, dolore o sospetto di un corpo estraneo.
   - **Procedura**: Dopo un'anestesia locale con uno spray, l'endoscopio viene inserito delicatamente in ogni narice. Questo permette al medico di ispezionare il setto nasale, i turbinati, il meato medio e le aperture dei seni.
3. Endoscopia laringea: Incontrare la laringe
   - **Indicazioni**: consigliato per sintomi come tosse cronica, sensazione di corpo estraneo, dolore, alterazioni della voce o sospetto di lesioni o tumori laringei.
   - **Procedura**: Dopo un'anestesia locale, l'endoscopio viene inserito attraverso il naso o direttamente nella bocca per visualizzare la faringe e la laringe, consentendo di esaminare le corde vocali, i ventricoli e altre strutture della laringe.

4. Interpretazione e follow-up
- **Risultati**: Questi esami possono rivelare anomalie come polipi, cisti, tumori, infiammazioni, deviazioni del setto nasale o corpi estranei.
- **Biopsie**: nel caso di un reperto sospetto, si possono utilizzare strumenti adeguati per prelevare campioni da analizzare istologicamente.
- **Trattamento**: Le endoscopie possono essere utilizzate anche a livello terapeutico, ad esempio per rimuovere un polipo o un corpo estraneo, o per eseguire procedure sotto controllo visivo diretto.

5. Il ruolo dell'infermiere
- **Preparare il paziente**: spiegare la procedura, rassicurare il paziente, verificare che non ci siano controindicazioni e somministrare l'anestetico locale.
- **Assistenza**: durante l'esame, l'infermiere può assistere il medico passando gli strumenti necessari o aiutando a gestire l'attrezzatura endoscopica.
- **Follow-up post-esame**: assicurarsi che il paziente si stia riprendendo bene, fornire consigli su cosa fare successivamente e pianificare appuntamenti di follow-up o interventi futuri.

L'endoscopia nasale e laringea è una finestra inestimabile sull'interno delle vie aeree superiori, che offre ai medici otorinolaringoiatri un quadro chiaro e dettagliato con cui fare una diagnosi o eseguire un trattamento. Per gli infermieri, la comprensione di questo esame e la partecipazione attiva alla sua esecuzione sono un anello essenziale della catena di assistenza otorinolaringoiatrica.

Assistenza post-operatoria specifica: tracheotomia, intervento alle tonsille, ecc.

Dopo l'intervento chirurgico, l'assistenza post-operatoria svolge un ruolo importante nel garantire ai pazienti il miglior recupero possibile. In otorinolaringoiatria, alcuni interventi, come la tracheotomia o la chirurgia delle tonsille, richiedono un'attenzione particolare. Ecco una panoramica di questa cura specifica.

1. Tracheostomia: quando la respirazione prende un'altra strada.
  - **Definizione:** la tracheotomia è un'incisione chirurgica effettuata nella trachea per inserire una cannula, consentendo la respirazione diretta.
  - Cura post-operatoria :
    - Monitorare i segni vitali, in particolare la saturazione di ossigeno.
    - Manutenzione e pulizia della cannula.
    - Cura dello stoma (creazione dell'orifizio).
    - Monitoraggio dei segni di infezione o complicazioni.
    - Riabilitazione respiratoria ed educazione del paziente alla comunicazione non verbale.
2. Chirurgia delle tonsille: addio ai guardiani della faringe
  - **Definizione:** la tonsillectomia comporta la rimozione delle tonsille palatine, spesso a causa di un'infezione cronica o di un'ipertrofia.
  - Cura post-operatoria :
    - Monitoraggio del sanguinamento, un segno di emorragia post-operatoria.
    - Gestione del dolore, che può essere intenso e persistente.
    - Incoraggi l'idratazione, evitando cibi caldi o irritanti.
    - Monitorare la febbre o i segni di infezione.

3. Altri interventi e le loro caratteristiche specifiche
- **Intervento chirurgico ai seni paranasali**: curare la cavità nasale, evitare di soffiare il naso con forza, utilizzare spray salini.
- **Intervento chirurgico all'orecchio**: evitare l'acqua nell'orecchio, controllare che non ci siano perdite o emorragie e assicurare un follow-up audiologico.
- **Laringectomia** (rimozione della laringe): Educazione al nuovo modo di parlare, cura dello stoma, riabilitazione respiratoria.

4. Ruolo centrale dell'infermiere
- **Valutazione continua**: gli infermieri devono valutare costantemente le condizioni del paziente, monitorare i segni vitali e rilevare i segni di complicazioni.
- **Educazione del paziente**: informare i pazienti e le loro famiglie sull'assistenza domiciliare, sulla gestione del dolore e sui segnali di allarme.
- **Supporto emotivo**: un'operazione, anche se "minore", può essere fonte di ansia. L'ascolto e il sostegno sono essenziali per rassicurare il paziente.
- **Coordinamento dell'assistenza**: collaborare con il team di assistenza (medici, fisioterapisti, logopedisti) per garantire un piano di assistenza completo.

L'assistenza post-operatoria otorinolaringoiatrica richiede una conoscenza approfondita delle procedure e delle potenziali complicazioni. Il ruolo centrale dell'infermiere è quello di garantire un'assistenza sicura e adeguata, assicurando il benessere del paziente e un recupero ottimale.

Gestione del dolore in otorinolaringoiatria

Il dolore nella chirurgia dell'orecchio, del naso e della gola (Otorinolaringoiatria) può essere il risultato di una malattia, di un intervento chirurgico o di un trauma. La sua gestione richiede un approccio multidimensionale per garantire il comfort del paziente e promuovere il recupero. Ecco una panoramica della gestione del dolore specifica per la specialità otorinolaringoiatrica.

1. Comprendere il dolore otorinolaringoiatrico
   - **Una varietà di cause**: Ci sono molte fonti diverse di dolore otorinolaringoiatrico, tra cui le infezioni dell'orecchio, la sinusite, la chirurgia delle tonsille e la chirurgia della testa e del collo.
   - **Caratteristiche**: il dolore può essere acuto o cronico, sordo, pulsante, radiante o localizzato.
2. Valutazione del dolore
   - **Scale del dolore**: uso di scale verbali, numeriche o visive per quantificare il dolore e monitorarne l'andamento.
   - **Comunicazione**: incoraggiare i pazienti a descrivere il loro dolore, i fattori scatenanti, la durata e ciò che lo allevia.
3. Approcci farmacologici
   - **Analgesici**: paracetamolo, farmaci antinfiammatori non steroidei (FANS) o oppioidi, a seconda della gravità del dolore.
   - **Antibiotici**: per infezioni come l'otite o la sinusite.
   - **Trattamenti topici**: spray, gel o soluzioni per il dolore localizzato, come ad esempio dopo un intervento chirurgico nasale.
   - **Co-analgesia**: uso combinato di diversi farmaci per massimizzare il sollievo.
4. Approcci non farmacologici
   - **Calore o freddo**: applicati localmente per alleviare alcuni tipi di dolore.
   - **Fisioterapia**: tecniche di mobilizzazione o di massaggio per il dolore al collo o per il dolore post-operatorio.
   - **Tecniche di rilassamento e respirazione**: aiutano a ridurre la tensione e la percezione del dolore.

- **Sostegno psicologico**: parlare del suo dolore, essere ascoltato e sostenuto può ridurre il dolore che prova.

5. Anticipazione e prevenzione
- **Educazione del paziente**: informare i pazienti sulle potenziali fonti di dolore e sui modi per prevenirlo.
- **Pre-medicazione**: in alcuni casi, gli analgesici possono essere somministrati prima di un'operazione per ridurre il dolore post-operatorio.

6. Il ruolo essenziale dell'infermiere
- **Monitoraggio**: osservare regolarmente il paziente, valutare il dolore e regolare il trattamento di conseguenza.
- **Ascolto e rassicurazione**: l'approccio umano ed empatico dell'infermiere è un fattore chiave nella gestione del dolore.
- **Collegamento con il team sanitario**: Collaborare con medici, farmacisti e altri professionisti per fornire un'assistenza completa.

La gestione del dolore in otorinolaringoiatria è una sfida che richiede abilità, ascolto e adattabilità. Ogni paziente è unico, così come il suo dolore. Pertanto, l'approccio deve essere personalizzato, combinando metodi sperimentati con un'autentica umanità, per garantire un sollievo ottimale e una qualità di vita preservata.

Capitolo 6

COMUNICAZIONE E L'EDUCAZIONE DEL PAZIENTE

Spiegare una diagnosi o un intervento

Spiegare una diagnosi o una procedura medica, in particolare in una specialità complessa come l'otorinolaringoiatria (ONG), è un compito cruciale. È un passo che non solo informa i pazienti, ma li rassicura, li prepara e ottiene il loro consenso informato. Ecco un approccio metodico per spiegare questi aspetti medici con chiarezza ed empatia.

1. Scegliere il momento e il luogo giusto
   - **Ambiente tranquillo**: si assicuri che il luogo sia favorevole alla conversazione, libero da distrazioni e rumori.
   - **Momento appropriato**: scegliere un momento in cui il paziente è ricettivo e non è troppo stanco o stressato.
2. Stabilire una connessione
   - **Empatia**: si metta nei panni del paziente. Una diagnosi o una procedura possono essere fonte di ansia o confusione.
   - **Linguaggio del corpo**: adotti una postura aperta, mantenga il contatto visivo ed eviti di incrociare le braccia.
3. Utilizzi un linguaggio chiaro e accessibile
   - **Eviti il gergo medico**: sostituisca i termini tecnici con parole semplici o li spieghi in dettaglio, se necessario.
   - **Analogie e metafore**: a volte un semplice paragone può rendere più facile la comprensione di un concetto complesso.
4. Fornisca informazioni complete ma non eccessive
   - **Passo dopo passo**: iniziare con la diagnosi, quindi spiegare le implicazioni, seguite dalle opzioni di trattamento o intervento.
   - **Ausili visivi**: utilizzare diagrammi, modelli o video per illustrare.

5. Incoraggiare le domande
- **Pausa e controllo**: fare pause regolari e chiedere al paziente se ha domande o dubbi.
- **Convalidare la comprensione**: chiedere loro di riformulare ciò che hanno capito con parole proprie.

6. Rassicurazione e supporto
- **Onestà**: se ci sono complicazioni o rischi, sia trasparente e rassicurante sulle precauzioni prese.
- **Sostegno emotivo**: confortare il paziente e rassicurarlo che lei e il suo team siete a disposizione.

7. Concludere e stabilire le fasi successive
- **Sintesi**: riassuma i punti chiave della discussione.
- **Documentazione**: fornisca opuscoli o fogli informativi per una successiva revisione.

8. Documentare la conversazione
- **Note mediche**: annotare i punti chiave della conversazione nella cartella clinica, compreso il consenso informato, se necessario.

Spiegare una diagnosi o una procedura otorinolaringoiatrica è una responsabilità importante. Una comunicazione chiara, empatica e centrata sul paziente è essenziale per garantire la fiducia, la comprensione e la collaborazione del paziente durante tutta la cura.

Consigli pratici sulla prevenzione Disturbi otorinolaringoiatrici

I disturbi otorinolaringoiatrici (Otorinolaringoiatria) sono comuni e riguardano le orecchie, il naso e la gola. Sebbene alcuni di essi siano inevitabili, ci sono molte misure preventive che possono essere adottate per ridurne l'incidenza. Ecco una serie di consigli pratici per aiutare a prevenire questi disturbi.

1. Protegga le sue orecchie:
   - **Ridurre il volume**: ascolti la musica a un volume moderato, soprattutto se utilizza delle cuffie in-ear.
   - **Tappi per le orecchie**: li usi in ambienti rumorosi, come concerti o cantieri.
   - **Eviti i cotton fioc**: possono spingere il cerume in profondità e danneggiare il timpano.
2. Si prenda cura del suo naso:
   - **Igiene**: si lavi regolarmente le mani per evitare la diffusione dell'infezione.
   - **Umidificazione**: se l'aria è secca, utilizzi un umidificatore per evitare che le mucose nasali si secchino.
   - **Allergie**: se è allergico, prenda provvedimenti per ridurre la sua esposizione agli allergeni (pollini, acari della polvere).
3. Mantenga la gola sana:
   - **Rimanere idratati**: bere molta acqua per mantenere le membrane mucose idratate.
   - **Eviti il tabacco e l'alcol**: possono irritare la gola e aumentare il rischio di cancro.
   - **Riposi la voce**: Eviti di gridare o di parlare ad alta voce per lunghi periodi.
4. Dieta e stile di vita :
   - **Dieta equilibrata**: una buona alimentazione rafforza il sistema immunitario.
   - **Esercizio fisico**: l'attività fisica regolare aumenta l'immunità.
   - **Dormire**: dormire a sufficienza per permettere al suo corpo di rigenerarsi.
5. Vaccinazione :
   - **Influenza e pneumococco**: questi vaccini possono prevenire alcune infezioni otorinolaringoiatriche.
6. Eviti le sostanze irritanti:
   - **Inquinamento e fumo**: si tenga lontano da fonti di inquinamento, come il fumo di sigaretta o i gas di scarico.

7. Consulti regolarmente :
- **Visite regolari all'otorinolaringoiatra**: visite di controllo regolari possono aiutare a individuare e trattare i problemi prima che peggiorino.
8. Istruzione :
- **Imparare i primi segnali**: riconoscere i primi sintomi di una patologia otorinolaringoiatrica significa poter intervenire rapidamente.

La prevenzione è spesso la migliore medicina. Adottando uno stile di vita sano, prestando attenzione ai primi segnali e consultando regolarmente il suo medico, può ridurre il rischio di problemi otorinolaringoiatrici e godere di una migliore qualità di vita in termini di udito, respirazione e linguaggio.

Assicurare una transizione efficace per i pazienti ambulatoriali

La transizione del paziente, soprattutto in ambito ambulatoriale, è una fase cruciale del percorso di cura. Una transizione di successo assicura la continuità delle cure, riduce il rischio di complicazioni e aumenta la soddisfazione del paziente. Ecco come garantire una transizione sicura ed efficace.

1. Valutazione iniziale e comunicazione:
- **Anamnesi medica**: si assicuri di avere un'anamnesi medica completa del paziente, compresi i farmaci, le allergie e le condizioni preesistenti.
- **Discussione aperta**: parlare con il paziente e la sua famiglia delle sue aspettative, preoccupazioni e necessità specifiche.
2. Pianificazione anticipata:
- **Appuntamenti**: Fissare gli appuntamenti di follow-up prima che il paziente venga dimesso e

confermare che siano compatibili con gli impegni del paziente.

- **Coordinamento interdisciplinare**: coinvolgere tutti gli operatori sanitari interessati, come fisioterapisti, dietologi e assistenti sociali.

3. Educazione e responsabilizzazione del paziente:

- **Informazioni chiare**: fornire istruzioni scritte semplici sull'assistenza post-ospedaliera, sui farmaci, sull'alimentazione e sull'attività fisica.
- **Formazione pratica**: se il paziente deve utilizzare un'attrezzatura specifica (ad esempio, un respiratore), si assicuri che riceva una formazione adeguata.

4. Trasferimento di informazioni:

- **Cartelle mediche**: si assicuri che il medico curante o lo specialista riceva una relazione completa, che includa i risultati degli esami, gli interventi effettuati e le raccomandazioni.
- **Farmaci**: si assicuri che le prescrizioni siano scritte chiaramente e che vengano forniti i farmaci necessari.

5. Follow-up post-transizione :

- **Chiamate di follow-up**: organizzare telefonate per verificare le condizioni del paziente, rispondere a eventuali domande e assicurarsi che stia seguendo le istruzioni.
- **Telemedicina**: utilizzare gli strumenti di telemedicina per le consultazioni a distanza, soprattutto se il paziente ha difficoltà a viaggiare.

6. Coinvolgere la famiglia e gli assistenti:

- **Assistenza a domicilio**: si assicuri che i familiari o gli assistenti siano informati e formati per aiutare il paziente a casa.
- **Linee guida chiare**: fornire istruzioni chiare su cosa osservare e quando contattare un professionista sanitario.

7. Impostazione di un sistema di feedback :
  - **Valutazioni**: incoraggiare i pazienti a fornire un feedback sul processo di transizione, che aiuterà a identificare le aree da migliorare.

Una transizione efficace per i pazienti ambulatoriali richiede un'attenta pianificazione, una comunicazione chiara e una stretta collaborazione tra gli operatori sanitari, i pazienti e le loro famiglie. Mettendo il paziente al centro di questo processo, i team di cura possono garantire un'esperienza positiva, un recupero più rapido e risultati ottimali.

Capitolo 7

APPARECCHIATURE E TECNOLOGIA ONG

Strumenti diagnostici :
dall'otoscopio all'endoscopio flessibile

Il mondo dell'otorinolaringoiatria è ricco di strumenti diagnostici che, sebbene a volte assomiglino a oggetti di fantascienza, hanno rivoluzionato il modo in cui i medici rilevano e trattano i disturbi. Dal modesto otoscopio al sofisticato endoscopio flessibile, scopriamo come questi strumenti hanno plasmato la diagnostica otorinolaringoiatrica.

1. L'otoscopio: l'occhio nell'orecchio
   - **Storia**: dai primi modelli manuali ai moderni otoscopi digitali.
   - **Come funziona**: come questo strumento visualizza il canale uditivo e il timpano.
   - **Applicazioni**: Dal rilevamento di infezioni all'orecchio alla ricerca di corpi estranei.
2. Il nasoscopio: il navigatore delle narici
   - **Introduzione**: Scoprire i passaggi segreti del naso.
   - **Visualizzazione**: come questo strumento fornisce una visione dettagliata della cavità nasale.
   - **Usi comuni**: Polipi, emorragie o deviazioni del setto.
3. Il laringoscopio: svelare il mistero della gola
   - **L'avventura della laringe**: come questo strumento può essere utilizzato per esaminare le corde vocali.
   - **Tipi di laringoscopio**: Rigido contro flessibile, e come scegliere.
   - **Applicazioni**: Rileva noduli, polipi o altre anomalie vocali.
4. L'endoscopio flessibile: il camaleonte diagnostico
   - **La rivoluzione diagnostica**: come l'endoscopia è diventata meno invasiva e più accurata.
   - **Tecnologia e tecnica**: la magia dietro la sua flessibilità e le sue capacità di visualizzazione.

- **Utilizzi versatili**: esplori l'orecchio, il naso e la gola con un unico strumento.
5. Altri strumenti diagnostici otorinolaringoiatrici comuni
    - **Il timpanometro**: misura la mobilità del timpano.
    - **L'audiometro**: un test dell'udito approfondito.
    - **Lo stroboscopio**: osservare la vibrazione delle corde vocali in azione.
6. Il futuro degli strumenti diagnostici otorinolaringoiatrici
    - **Progressi tecnologici**: dall'endoscopia virtuale alla realtà aumentata.
    - **Integrazione dei dati**: come l'intelligenza artificiale potrebbe integrare la diagnostica.
    - **Tendenze emergenti**: Cosa potrebbe riservare il domani alla specialità.

Gli strumenti diagnostici in otorinolaringoiatria hanno fatto molta strada dalle loro origini, offrendo agli specialisti modi sempre più precisi e meno invasivi di esplorare e diagnosticare le patologie otorinolaringoiatriche. Ogni progresso tecnologico in questo campo promette non solo una migliore diagnosi, ma anche una migliore esperienza del paziente e una medicina più illuminata per tutti.

Tecnologie di intervento :
laser, radiofrequenza...

L'otorinolaringoiatria, come molte altre discipline mediche, ha beneficiato di progressi tecnologici rivoluzionari. Queste innovazioni significano procedure meno invasive, tempi di recupero più brevi e risultati migliori per i pazienti. Intraprendiamo un viaggio affascinante attraverso le tecnologie che stanno ridefinendo la chirurgia otorinolaringoiatrica.

1. Laser in otorinolaringoiatria: precisione alla velocità della luce

- **Fondamenti**: come funzionano i laser e perché sono così efficaci?
- **Tipi di laser**: dai laser CO_2 ai laser KTP, una gamma adatta a tutte le esigenze.
- **Applicazioni principali**: trattamento dei papillomi, chirurgia delle corde vocali, rimozione di tumori, ecc.

2. Radiofrequenza: il calore delicato che guarisce

- **Capire la radiofrequenza:** conversioni di energia e meccanismi d'azione.
- **Vantaggi**: minore perdita di sangue, recupero rapido, dolore minimo.
- **Usi comuni**: Riduzione del tessuto nasale, trattamento dell'apnea del sonno, rimozione di tumori...

3. Chirurgia assistita da robot

- **Entrano in scena i bracci meccanici**: i vantaggi della robotica nella chirurgia otorinolaringoiatrica.
- **Maggiore precisione**: operazioni delicate rese possibili.
- **Applicazioni**: chirurgia della base cranica, tumori della gola, chirurgia della tiroide, ecc.

4. Endoscopia assistita da computer

- **Cartografia digitale**: fusione di immagini per una navigazione ottimale.
- **Applicazioni**: sinusite cronica, tumori del seno, avvicinamento alle aree difficili da raggiungere.

5. Tecniche di impianto cocleare

- **Ripristinare l'udito**: come la tecnologia può ripristinare il significato perduto.
- **Innovazioni**: Dal primo impianto cocleare ai dispositivi all'avanguardia di oggi.

6. Microscopia e nanotecnologia

- **Viaggio nella scala microscopica**: come le piccole innovazioni generano grandi impatti.

- **Applicazioni**: trattamento mirato, rilascio controllato di farmaci, rilevamento precoce di patologie, ecc.

La fusione di medicina e tecnologia in otorinolaringoiatria sta aprendo un mondo di possibilità per il trattamento delle patologie otorinolaringoiatriche. Lungi dal sostituire il chirurgo otorinolaringoiatra, questi progressi lo mettono in grado di offrire un'assistenza più sicura, più efficace e meglio adattata alle esigenze individuali del paziente. La linea di demarcazione tra ciò che un tempo era considerato fantascienza e la realtà clinica di oggi sta diventando sempre più sottile, promettendo un futuro ancora più luminoso per il settore.

Innovazioni recenti e future: telemedicina, chirurgia assistita da robot...

L'otorinolaringoiatria, come il resto del mondo medico, è in continua evoluzione. I nuovi progressi promettono di superare i limiti di ciò che pensavamo fosse possibile, migliorando la qualità dell'assistenza, l'efficacia del trattamento e l'esperienza del paziente. Diamo un'occhiata alle innovazioni che stanno plasmando e continueranno a plasmare il panorama otorinolaringoiatrico.

1. Telemedicina: rendere l'otorinolaringoiatria accessibile da qualsiasi luogo
- **Di cosa si tratta?** Introduzione alla medicina a distanza.
- **Applicazioni otorinolaringoiatriche**: consultazioni, follow-up post-operatorio, valutazioni dell'udito, ecc.
- **Vantaggi e sfide**: maggiore accessibilità rispetto alla possibile perdita di un esame clinico dettagliato.

73

2. Chirurgia robot-assistita: quando la tecnologia amplifica la mano del chirurgo

- **Premessa**: come è entrata la robotica in sala operatoria?
- **Vantaggi**: precisione, accesso a zone difficili, minore affaticamento per il chirurgo.
- **Applicazioni otorinolaringoiatriche specifiche**: chirurgia della base cranica, chirurgia delle corde vocali e altro ancora.

3. Realtà aumentata e realtà virtuale: un nuovo modo di navigare in chirurgia

- **Visione di un mondo sovrapposto**: Come AR e VR cambiano la percezione in chirurgia.
- **Applicazioni otorinolaringoiatriche**: formazione, pianificazione chirurgica, assistenza alla navigazione durante l'intervento.

4. Intelligenza artificiale e apprendimento automatico

- **La macchina che "impara"**: Introduzione all'IA e all'apprendimento automatico.
- **Applicazioni otorinolaringoiatriche**: diagnosi assistita, analisi delle immagini mediche, previsione degli esiti chirurgici.

5. Stampa 3D ONG: bioprinting

- **Modellare l'anatomia**: come viene utilizzata la tecnologia di stampa 3D per creare modelli anatomici.
- **Protesi e impianti**: Produzione di dispositivi su misura per i pazienti.
- **Il futuro del bioprinting**: è possibile creare tessuto ONG vivente?

6. Terapie geniche e cellulari

- **Scrivere il codice della vita**: come le terapie geniche mirano a trattare le malattie alla radice.
- **Applicazioni otorinolaringoiatriche**: trattamento della sordità genetica, dei tumori, delle malattie infiammatorie, ecc.

Sebbene l'otorinolaringoiatria si basi su secoli di esperienza medica, guarda anche al futuro con ottimismo, incorporando tecnologie all'avanguardia per migliorare l'assistenza ai pazienti. Avvicinando la fantascienza alla realtà clinica, queste innovazioni rafforzano la promessa di un futuro in cui le malattie otorinolaringoiatriche potranno essere trattate con un'efficienza e una precisione senza precedenti. Solo il tempo ci dirà dove ci porteranno questi progressi, ma il futuro sembra luminoso.

Capitolo 8

GESTIONE DI CASI COMPLESSI

Pazienti otorinolaringoiatrici pediatrici: caratteristiche e sfide specifiche

Trattare i bambini in otorinolaringoiatria è un mondo a parte. Sebbene i principi fondamentali dell'otorinolaringoiatria rimangano gli stessi, lavorare con i pazienti pediatrici richiede una sensibilità, una pazienza e un approccio particolari. I bambini non sono semplicemente "adulti in miniatura"; trattarli presenta sfide uniche, ma anche momenti di pura gioia.

1. Anatomia e fisiologia pediatrica
   - **Differenze che contano**: in che modo l'anatomia otorinolaringoiatrica dei bambini differisce da quella degli adulti?
   - **Crescita e sviluppo**: seguire lo sviluppo dell'orecchio, del naso e della gola durante la crescita del bambino.
2. Condizioni otorinolaringoiatriche comuni nei bambini
   - **Le infezioni ricorrenti dell'orecchio**: perché sono così comuni nei giovani?
   - **Tonsille e adenoidi ingrossate**: russamento, pause nella respirazione e interventi.
   - **Corpi estranei**: dalle perle nel naso ai piccoli giocattoli nell'orecchio.
3. Comunicazione e approccio clinico
   - **Parlare ai bambini**: adattare il linguaggio e le spiegazioni al loro livello.
   - **Creare un ambiente rassicurante**: Rendere la consultazione un'esperienza positiva.
   - **Sfide diagnostiche**: quando le parole falliscono, come si individua il problema?
4. Interventi chirurgici su pazienti piccoli
   - **Anestesia pediatrica**: particolarità e preoccupazioni per i giovanissimi.

- **Interventi chirurgici di routine**: Posizionamento di drenaggi transtimpanici, adenoidectomia, tonsillectomia, ecc.
- **Recupero e cure successive**: come si può garantire un recupero senza problemi e rassicurare i genitori e i bambini?

5. Sfide psicologiche ed emotive
- **Paure e ansia**: affrontare l'ansia chirurgica e le preoccupazioni dei bambini.
- **Lavorare con i genitori**: Partner essenziali nell'assistenza, ma a volte fonte di ulteriore ansia.
- **Supporto emotivo**: il ruolo cruciale dell'infermiere e dell'équipe medica.

6. Innovazioni e ricerca in otorinolaringoiatria pediatrica
- **Nuovi trattamenti**: Dagli antibiotici alle procedure meno invasive.
- **Tecnologia a misura di bambino**: Apparecchi acustici discreti, applicazioni divertenti per l'educazione del paziente...

L'otorinolaringoiatria pediatrica è una miscela delicata di arte e scienza, in cui la comprensione delle esigenze speciali dei bambini è fondamentale quanto l'abilità medica. I bambini gettano una luce unica sul mondo dell'otorinolaringoiatria, ricordando costantemente ai professionisti il motivo per cui hanno scelto questo percorso: trattare, rassicurare e offrire un futuro sano a ogni piccolo paziente.

Gestione dei pazienti con co-morbilità

L'otorinolaringoiatria non si svolge sempre in un vuoto medico. I pazienti spesso presentano una serie di condizioni mediche che possono interagire in modo inaspettato con le loro condizioni otorinolaringoiatriche. La gestione di queste co-morbilità è una sfida importante per l'infermiere otorinolaringoiatra, che richiede una profonda comprensione dei vari sistemi dell'organismo, il coordinamento con altri specialisti e una comunicazione efficace con il paziente.

1. Comprendere le co-morbilità: oltre l'Otorinolaringoiatria
   - **Definizione e implicazioni**: cosa sono le co-morbilità e perché sono importanti?
   - **Interazioni sistemiche**: come le diverse condizioni possono influenzare la patologia otorinolaringoiatrica.
2. Comorbilità otorinolaringoiatriche comuni
   - **Diabete**: effetti sulla guarigione delle ferite, rischio di infezione, implicazioni per la chirurgia.
   - **Ipertensione**: implicazioni per la chirurgia, interazioni farmacologiche.
   - **Asma e malattie polmonari**: considerazioni sulla chirurgia delle vie aeree, gestione post-operatoria.
3. Considerazioni farmacologiche
   - **Interazioni farmacologiche**: come i farmaci ONG possono interagire con altri trattamenti.
   - **Adattamento del dosaggio**: adattamento dei trattamenti in base alle esigenze specifiche del paziente.
4. Coordinamento delle cure
   - **Lavoro di squadra**: collaborare con altri specialisti per fornire un'assistenza olistica.
   - **Il ruolo centrale dell'infermiere**: garantire la continuità dell'assistenza, fare da ponte tra le specialità, educare il paziente.
5. Educazione e responsabilizzazione del paziente
   - **Comprendere il quadro generale**: aiutare i pazienti a vedere come interagiscono le loro condizioni.
   - **Pianificazione proattiva**: incoraggiare i pazienti ad anticipare e gestire attivamente le loro condizioni.

6. Sfide specifiche per l'otorinolaringoiatria
- **Chirurgia ad alto rischio**: considerazioni per i pazienti con co-morbilità cardiache, polmonari o metaboliche.
- **Trattamento prolungato**: Gestire le implicazioni a lungo termine dei trattamenti otorinolaringoiatrici nei pazienti con comorbilità.

7. Studi di casi
- **Storie di successo**: Come l'assistenza integrata ha cambiato la vita dei pazienti.
- **Imparare dalle sfide**: imparare dai casi in cui la gestione delle co-morbilità è stata particolarmente complessa.

Gestire i pazienti otorinolaringoiatrici con co-morbilità è una danza delicata, che richiede un'attenzione meticolosa ai dettagli e un occhio al quadro generale. Ci ricorda che l'otorinolaringoiatria, come qualsiasi altra specialità medica, non può essere isolata dal resto del corpo o dall'esperienza del paziente. In questa complessità si nasconde un'opportunità: l'opportunità di fornire un'assistenza veramente integrata e centrata sul paziente, che tenga conto della ricchezza della sua esperienza medica e umana.

Otorinolaringoiatria e disturbi associati : reflusso gastro-esofageo, allergie...

L'otorinolaringoiatria, pur essendo strettamente focalizzata su orecchie, naso e gola, si trova spesso all'incrocio con altre specialità mediche. Condizioni apparentemente non correlate, come il reflusso gastro-esofageo o le allergie, possono avere un impatto profondo sul mondo dell'otorinolaringoiatria, provocando una miriade di sintomi e complicazioni.

1. Malattia da reflusso gastro-esofageo (GERD): il legame inaspettato
- **Capire la GERD**: le basi del reflusso e il suo impatto sull'organismo.
- **GERD e gola**: sintomi laringofaringei, sensazione di nodosità, tosse cronica e alterazione della voce.
- **Diagnosi e trattamento**: identificare la GERD come causa di fondo dei sintomi otorinolaringoiatrici e le opzioni di trattamento appropriate.

2. Allergie : Più di un semplice starnuto
- **Nozioni di base sulle allergie**: cosa scatena una reazione allergica?
- **Impatto otorinolaringoiatrico**: rinite allergica, otite sierosa, congestione nasale e alterazioni vocali.
- **Strategie di gestione**: dall'immunoterapia agli antistaminici, trovare l'approccio migliore.

3. Interazioni fisiopatologiche
- **Infiammazione ed edema**: come la GERD e le allergie possono causare l'infiammazione dei tessuti otorinolaringoiatrici.
- **Barriere mucosali**: il ruolo cruciale della mucosa nel proteggere dagli irritanti e dagli allergeni.

4. Considerazioni diagnostiche
- **Sintomi incrociati**: Discernere tra i sintomi di origine otorinolaringoiatrica e quelli derivanti da allergie o GERD.
- **Test e valutazioni**: test cutanei, endoscopie e pH-metrie per un quadro completo.

5. Approcci terapeutici
- **Farmaci** : Inibitori della pompa protonica (IPP), antistaminici, corticosteroidi e altro ancora.
- **Terapie alternative**: approcci dietetici, modifiche dello stile di vita e soluzioni naturali.
- **Interventi chirurgici**: casi in cui l'intervento chirurgico può essere utile.

6. Educazione e prevenzione
- **Consigli per i pazienti**: Come evitare i fattori scatenanti comuni e gestire i sintomi.
- **Vivere con i disturbi associati**: adottare un approccio proattivo per migliorare la qualità di vita.

Le patologie otorinolaringoiatriche non sono mai isolate; interagiscono e sono influenzate da altri sistemi e condizioni dell'organismo. Riconoscendo e trattando queste associazioni, come GERD e allergie, gli otorinolaringoiatri possono offrire un'assistenza più olistica, migliorando il benessere generale dei loro pazienti.

Capitolo 9

FARMACOLOGIA IN OTORINOLARINGOIATRIA

Farmaci comunemente prescritti: antibiotici, corticoidi, analgesici, ecc.

La gestione farmacologica delle patologie otorinolaringoiatriche è un pilastro essenziale del trattamento. Dalle infezioni alle infiammazioni, gli operatori sanitari hanno a disposizione un'ampia gamma di farmaci per trattare i vari problemi. Conoscere questi farmaci, la loro modalità d'azione, le loro indicazioni e gli eventuali effetti collaterali è essenziale per garantire un trattamento sicuro ed efficace.

1. Antibiotici: alleati contro le infezioni
   - **Il mondo dei batteri**: I microrganismi alla base di molte infezioni otorinolaringoiatriche.
   - **Scegliere l'antibiotico giusto**: individuare il patogeno, lo spettro d'azione e la resistenza batterica.
   - **Alcuni esempi comuni**: Amoxicillina, azitromicina, cefuroxima...
2. Corticoidi: modulatori dell'infiammazione
   - **Principio d'azione**: il ruolo dei corticoidi nella modulazione della risposta infiammatoria.
   - **Formulazioni otorinolaringoiatriche specifiche**: spray nasali, inalatori e gocce auricolari.
   - **Effetti collaterali e precauzioni**: monitorare la pressione intra-oculare, rischio di infezione...
3. Analgesici: controllare il dolore
   - **Tipi di analgesici**: dagli antipiretici agli oppioidi, una gamma per ogni livello di dolore.
   - **Somministrazione in otorinolaringoiatria**: gestione del dolore post-operatorio, dolore da otite, mal di gola, ecc.
   - **Precauzioni e controindicazioni**: gestione degli effetti collaterali e delle interazioni farmacologiche.

4. Altri comuni farmaci per l'otorinolaringoiatria
- **Decongestionanti**: Riducono il gonfiore e migliorano la respirazione.
- **Antistaminici**: combattono le allergie e i relativi sintomi otorinolaringoiatrici.
- **Farmaci antireflusso**: inibitori della pompa protonica (PPI) e antagonisti dei recettori H2 per la GERD associata a disturbi otorinolaringoiatrici.

5. Resistenza ai farmaci: Una sfida crescente
- **Emersione di ceppi resistenti**: L'importanza di una prescrizione oculata.
- **Educazione del paziente**: Rispettare la durata del trattamento, evitare l'automedicazione.

6. Aspetti pratici della farmacoterapia otorinolaringoiatrica
- **Somministrazione di farmaci**: Tecniche, frequenza e durata.
- **Valutare l'efficacia**: quando è necessario rivedere il trattamento?
- **Comunicazione con il paziente**: spiegare gli effetti attesi, i potenziali effetti collaterali e l'importanza della compliance.

La gamma di farmaci per l'otorinolaringoiatria è ricca e varia, e risponde alle esigenze specifiche delle patologie di questa specialità. Un uso giudizioso, basato su conoscenze approfondite, garantisce un'assistenza di qualità, riducendo al minimo i rischi associati. La chiave sta in un approccio personalizzato, che tenga conto del paziente nel suo complesso, e in una comunicazione trasparente per garantire la migliore aderenza possibile al trattamento.

Effetti collaterali e interazioni farmacologiche per guardare

La prescrizione di farmaci in otorinolaringoiatria, come in altri campi medici, non è priva di sfide. Oltre a cercare il trattamento più efficace, gli operatori sanitari devono essere consapevoli dei potenziali effetti collaterali e delle interazioni farmacologiche, che possono influenzare l'esito clinico del paziente. Questo capitolo mira a fare luce su queste aree grigie, in modo che i pazienti possano essere gestiti in modo sicuro ed efficace.

1. Effetti collaterali: l'arma a doppio taglio dei farmaci
   - **Antibiotici**: problemi digestivi, infezioni fungine, reazioni allergiche, alterazioni della flora intestinale.
   - **Corticosteroidi**: fragilità della pelle, aumento della pressione intraoculare, disturbi metabolici.
   - **Analgesici**: rischi renali ed epatici, problemi digestivi, dipendenza (per gli oppioidi).
2. Interazioni farmacologiche: quando i farmaci non si combinano tra loro
   - Antibiotici e anticoagulanti: Rischio di emorragia.
   - Decongestionanti e antipertensivi: rischio di ipertensione.
   - Corticosteroidi e antidiabetici: squilibrio dei livelli di zucchero nel sangue.
   - **Analgesici e anticoagulanti**: Aumento del rischio di emorragia gastrointestinale.
3. Riconoscere gli effetti indesiderati
   - **Sintomi comuni**: Eruzioni cutanee, problemi digestivi, vertigini.
   - **Effetti gravi**: angioedema, distress respiratorio, tossicità epatica.
   - **Segnali di allarme**: cosa devono sapere i pazienti e quando cercare aiuto.

4. Gestire le interazioni farmacologiche
- **Revisione dei farmaci**: è importante conoscere tutti i farmaci e gli integratori assunti dal paziente.
- **Software e database**: strumenti moderni per rilevare le potenziali interazioni.
5. Responsabilità del paziente
- **Educazione e consapevolezza**: informare i pazienti sui rischi e sui segnali di pericolo.
- **Conformità terapeutica**: rispettare i dosaggi e la durata del trattamento.
6. Strategie di prevenzione
- **Prescrizione saggia**: limitare l'uso di antibiotici, optando per alternative quando possibile.
- **Comunicazione interprofessionale**: lavorare con altri professionisti sanitari per fornire un'assistenza completa.
- **Monitoraggio regolare**: controlli periodici per assicurarsi che non ci siano effetti indesiderati.

Sebbene i farmaci offrano soluzioni preziose per la gestione e il trattamento delle patologie otorinolaringoiatriche, non sono privi di rischi. Un approccio equilibrato, che tenga conto sia dell'efficacia del trattamento che di eventuali effetti collaterali o interazioni, è essenziale. Combinando l'esperienza clinica, l'educazione del paziente e i moderni strumenti tecnologici, i professionisti dell'otorinolaringoiatria possono ottimizzare l'assistenza riducendo al minimo i rischi.

Consigli per un'amministrazione sicura e un'efficace educazione del paziente

Nel complesso panorama della medicina, la somministrazione sicura dei farmaci e l'educazione dei pazienti sono due pilastri fondamentali. Questo capitolo esplora come combinare la scienza, l'arte della comunicazione e l'empatia per garantire un'assistenza ottimale.

1. Amministrazione sicura: azione equa e precisa
   - **Triplo controllo**: garantire che il farmaco giusto sia somministrato nella dose giusta, al paziente giusto, al momento giusto e per la via giusta.
   - **Tecniche di somministrazione**: padroneggiare le sottigliezze degli spray nasali, delle gocce auricolari, degli inalatori, ecc.
   - **Prevenzione degli errori**: conoscenza dei farmaci con aspetto e nome simili e attuazione dei protocolli.
2. Ascolto attivo: capire prima di agire
   - **L'arte di fare domande**: ottenere un'anamnesi farmacologica completa dal paziente.
   - **Rilevare i segnali non verbali**: il linguaggio del corpo, una miniera di informazioni.
3. Educazione del paziente: Il potere dell'informazione
   - **Spiegazioni chiare e concise**: scomporre il gergo medico per renderlo più facile da capire.
   - **Ausili visivi**: utilizzo di diagrammi, modelli e video per facilitare la comprensione.
   - **Casi di studio**: somministrazione simulata con il paziente per garantire una tecnica corretta.
4. Importanza del monitoraggio
   - **Controlli di pianificazione**: garantire che il trattamento sia efficace e che non ci siano effetti collaterali.
   - **Aprire le linee di comunicazione**: Incoraggi i pazienti a segnalare qualsiasi problema o preoccupazione.
5. Il rapporto di fiducia
   - **Empatia**: mettersi nei panni del paziente, comprendendo le sue paure e preoccupazioni.
   - **Cura**: creare un ambiente rassicurante e non giudicante.

6. Sfide specifiche
- **Pazienti anziani**: Gestire le patologie multiple, i disturbi cognitivi e la politerapia.
- **Pazienti pediatrici**: adattare la comunicazione, rassicurare, coinvolgere i genitori.
- **Barriere linguistiche e culturali**: uso di interpreti, rispetto delle credenze e delle pratiche.

7. Strumenti digitali e ausili didattici
- **Applicazioni mobili**: per promemoria e informazioni sui farmaci.
- **Piattaforme online**: webinar, esercitazioni, forum di discussione.

La somministrazione sicura di farmaci e l'educazione dei pazienti in otorinolaringoiatria, come in qualsiasi altro campo medico, sono missioni della massima importanza. La chiave del successo sta nel combinare competenze professionali, comunicazione efficace ed empatia. Porre i pazienti al centro di questo approccio non solo garantisce la loro sicurezza, ma li autorizza anche a prendere in mano la propria salute.

Capitolo 10

PROCEDURE
DI
EMERGENZA
OTORINOLARINGOIATRICHE

Ostruzione delle vie aeree: riconoscere e intervenire

L'ostruzione delle vie aeree può diventare rapidamente fatale se non viene trattata in modo appropriato e immediato. Per l'infermiere dell'orecchio, del naso e della gola, la conoscenza dei segnali di allarme e delle tecniche di intervento è fondamentale. Questo capitolo esplora i meccanismi di ostruzione, i segni di distress respiratorio e le misure di emergenza da adottare.

1. Conoscere le vie respiratorie
   - **Anatomia di base**: dalla faringe alla trachea.
   - **Meccanismi di ostruzione**: corpi estranei, edema, spasmi, tumori, ecc.
2. Riconoscere i segnali di pericolo
   - **Segni visivi**: cianosi (colorito bluastro), aumento dello sforzo respiratorio, movimenti anomali del torace.
   - **Segni uditivi**: stridore (respiro affannoso), tosse inefficace, silenzio totale.
   - **Comportamento**: panico, agitazione, incapacità di parlare o di tossire.
3. Valutazione rapida
   - **Breve interrogatorio**: determinare la causa potenziale (pasto recente, storia di malattia, ecc.).
   - **Esame fisico**: valutazione del torace, del collo, della bocca e del naso.
4. Tecniche di intervento
   - **Manovra di Heimlich**: per adulti e bambini di età superiore a un anno.
   - Compressioni toraciche: per i neonati.
   - Aspirazione delle vie aeree: in caso di ostruzione visibile.

5. Casi specifici
- **Edema angioneurotico:** reazione allergica che provoca un rapido gonfiore delle vie respiratorie.
- **Inalazione di corpi estranei:** particolarmente comune nei bambini piccoli.
- **Traumi:** incidenti che possono provocare gonfiore o emorragia.

6. Gestione post-intervento
- **Monitoraggio:** garantire che le vie respiratorie siano mantenute aperte.
- **Ossigenoterapia:** per garantire un'adeguata saturazione di ossigeno.
- **Valutazione medica:** importanza di un controllo dopo qualsiasi episodio di ostruzione.

7. Prevenzione
- **Educazione del paziente:** Mangiare lentamente, evitare di parlare mentre si mangia, tagliare il cibo in modo appropriato.
- **Sensibilizzazione:** rischi associati ai giocattoli per bambini, pericoli degli alimenti ad alto rischio come le arachidi o i dolciumi.

8. Formazione e competenze
- **Certificazioni:** formazione alla RCP (rianimazione cardiopolmonare) e al primo soccorso.
- **Simulazioni e workshop:** pratica regolare per padroneggiare le tecniche di intervento.

L'ostruzione delle vie aeree può verificarsi ovunque, in qualsiasi momento. Armati di solide conoscenze e competenze pratiche, gli operatori sanitari e gli infermieri di otorinolaringoiatria in particolare possono fare la differenza tra la vita e la morte. La prevenzione, il rapido riconoscimento dei sintomi e l'intervento efficace sono le chiavi per gestire queste situazioni critiche.

Trauma all'orecchio, naso e gola: prima risposta

I traumi all'orecchio, al naso e alla gola, sebbene possano sembrare meno allarmanti di altre lesioni corporee, richiedono un'attenzione immediata e specializzata. Una risposta rapida, unita a una conoscenza approfondita dell'anatomia e della fisiologia di queste aree, è essenziale per ridurre al minimo le conseguenze a lungo termine. Approfondiamo il mondo dell'assistenza iniziale per queste lesioni.

1. Valutazione iniziale
   - **Triage**: determinare la gravità e la priorità.
   - **Segni vitali**: assicurarsi che la respirazione, il polso e la pressione sanguigna siano stabili.
2. Trauma all'orecchio
   - **Ferite e lacerazioni**: pulizia, disinfezione, suture se necessario.
   - **Corpi estranei**: tecniche di estrazione.
   - **Trauma acustico**: esposizione a un rumore improvviso e intenso.
   - **Barotrauma**: causato da rapidi cambiamenti di pressione.
3. Trauma nasale
   - **Fratture nasali**: localizzazione, riduzione, immobilizzazione.
   - **Epistassi (sangue dal naso)**: Compressione, cauterizzazione, tamponamento.
   - **Corpi estranei nelle narici**: tecniche di estrazione senza causare ulteriori danni.
4. Trauma alla gola
   - **Ferite e lacerazioni**: Proteggere le vie respiratorie, valutare il rischio per le strutture vitali.
   - **Ustioni chimiche o termiche**: risciacquo, valutazione della gravità, trattamento delle lesioni.

- **Corpi estranei nella gola**: riconoscimento, estrazione e prevenzione dell'asfissia.

5. Tecniche specifiche
- **L'importanza dell'otoscopio**: visualizzare l'orecchio interno.
- **L'uso di pinze speciali**: per l'estrazione delicata di corpi estranei.

6. Gestione del dolore
- **Analgesici**: scelta in base alla gravità e al tipo di trauma.
- **Tecniche non medicinali**: ghiaccio, tecniche di rilassamento.

7. Consigli di follow-up
- **Evitare la manipolazione**: non tocchi o introduca oggetti nelle aree traumatizzate.
- **Monitoraggio dei segni di infezione**: febbre, perdite, aumento del dolore.

8. Prevenzione degli infortuni
- **Educazione del paziente**: Rischi associati all'uso di cotton fioc, pericoli dei giocattoli per bambini, prevenzione dei rumori forti.
- **Equipaggiamento protettivo**: caschi, tappi per le orecchie per gli ambienti rumorosi.

I traumi all'orecchio, al naso e alla gola, pur essendo diversi, hanno tutti una cosa in comune: la necessità urgente di un trattamento adeguato. Gli infermieri otorinolaringoiatri svolgono un ruolo chiave in questa prima risposta. Con la loro esperienza, possono non solo alleviare il dolore e il disagio, ma anche prevenire complicazioni future. La prevenzione rimane comunque il miglior rimedio, evidenziando l'importanza dell'educazione pubblica su questo tema.

Supporto reazioni allergiche acute

Come specialisti in otorinolaringoiatria, gli infermieri si trovano regolarmente di fronte a pazienti che presentano sintomi di allergia, che vanno da reazioni minori a emergenze potenzialmente letali. Il know-how rapido ed esperto dei professionisti può fare la differenza tra la vita e la morte.

1. Capire le reazioni allergiche
   * **La base immunologica**: come il nostro corpo reagisce a un allergene.
   * **Mastociti e istamina**: i protagonisti delle reazioni allergiche.
2. Sintomi otorinolaringoiatrici comuni
   * **Rinorrea**: perdite nasali chiare e fluide.
   * Scoppi di starnuti.
   * **Prurito nasale**: prurito al naso.
   * **Angioedema**: rapido gonfiore della pelle, che può interessare la gola e le vie respiratorie.
3. Anafilassi: un'emergenza pericolosa per la vita
   * **Riconoscere i segni**: difficoltà respiratorie, calo della pressione sanguigna, pallore, confusione.
   * **Azione rapida**: L'importanza dell'adrenalina e della sua somministrazione.
4. Valutazione del paziente
   * **Chiedere dell'esposizione**: identificare la causa potenziale.
   * **Esame fisico**: controllare la respirazione, il colore della pelle, la pressione sanguigna e il polso.
5. Intervento immediato
   * **Mantenere le vie respiratorie aperte**: Posizione laterale, se necessario.
   * **Somministrazione di adrenalina**: utilizzare un autoiniettore in caso di anafilassi.
   * **Antistaminici e corticosteroidi**: riducono i sintomi meno gravi.

6. Monitoraggio post-reazione
- **Monitoraggio**: assicurarsi che i sintomi non si ripresentino.
- **Educazione del paziente**: come evitare la riesposizione, uso dell'autoiniettore.

7. Lavorare con gli allergologi
- **Test allergologici**: per identificare con precisione gli allergeni responsabili.
- **Desensibilizzazione: una** soluzione a lungo termine per alcuni pazienti.

8. Prevenzione
- **Evitare gli allergeni noti**: a seconda dei test allergici.
- Tenga un autoiniettore di adrenalina nelle vicinanze: per i pazienti a rischio di anafilassi.
- **Informarsi**: scoprire i nuovi trattamenti e le ricerche sulle allergie.

Le reazioni allergiche acute sono tra le emergenze otorinolaringoiatriche più frequenti e potenzialmente pericolose. Una gestione tempestiva, efficace e ben informata è fondamentale per garantire la sicurezza e il benessere dei pazienti. La formazione continua di infermieri e pazienti è essenziale per prevenire e gestire queste situazioni.

Capitolo 11

CARATTERISTICHE SPECIALI POPOLAZIONI SPECIALI

Trattamento otorinolaringoiatrico degli anziani

Con l'invecchiamento della popolazione, la gestione dei problemi otorinolaringoiatrici negli anziani è diventata un aspetto essenziale della medicina. Questi problemi, spesso sottovalutati, possono avere un impatto importante sulla qualità della vita. È fondamentale trattare queste condizioni con sensibilità, competenza e un approccio personalizzato.

1. L'invecchiamento e le sue implicazioni per l'otorinolaringoiatria
   - **Cambiamenti anatomici e fisiologici**: capire come l'invecchiamento influisce sull'orecchio, sul naso e sulla gola.
   - **Impatto psicosociale**: isolamento dovuto alla perdita dell'udito, frustrazione legata ai cambiamenti.
2. Problemi di udito
   - **Presbiacusia:** perdita dell'udito legata all'età.
   - **Acufeni**: fischi e ronzii nelle orecchie.
   - **Assistenza audiologica**: apparecchi acustici e terapie adattate.
3. Patologie del naso e dei seni paranasali
   - **Naso secco**: cause e soluzioni idratanti.
   - **Riduzione dell'olfatto (anosmia)**: capire e gestire l'impatto sulla vita quotidiana.
4. Disturbi della gola e della voce
   - **Disfonia:** cambiamenti della voce legati all'età.
   - **Disfagia**: difficoltà a deglutire e rischio di aspirazione.
5. Tumori della testa e del collo
   - **Prevenzione e screening**: sensibilizzazione sui fattori di rischio e sui segnali di allarme.
   - **Trattamento e riabilitazione**: chirurgia, radioterapia e follow-up.

6. Farmaci e anziani
- **Farmaci ototossici**: farmaci che possono influire sull'udito.
- Interazioni farmacologiche: gestire i pazienti che assumono più farmaci.

7. Consigli pratici
- **Comunicazione efficace**: suggerimenti per comunicare con una persona con problemi di udito.
- **Ambiente sicuro**: prevenire le cadute e altri incidenti in casa.

8. Collaborazione con altre specialità
- **Geriatria**: un approccio globale all'invecchiamento.
- **Psicologia**: sostenere la salute mentale e il benessere emotivo.

9. Tecnologia e innovazione
- **Apparecchi acustici avanzati**: dispositivi adattati alle esigenze degli anziani.
- **Chirurgia innovativa**: Meno invasivo, con tempi di recupero più brevi.

L'assistenza otorinolaringoiatrica agli anziani è un compito delicato che richiede un approccio completo e personalizzato. La comprensione delle sfide uniche affrontate dagli anziani, combinata con un'esperienza medica all'avanguardia, può contribuire a migliorare significativamente la loro qualità di vita. Ogni anziano merita un'attenzione e un'assistenza su misura per le sue esigenze specifiche e il ruolo dell'infermiere otorinolaringoiatra è essenziale in questa missione.

Particolarità otorinolaringoiatriche durante la gravidanza

La gravidanza è un periodo di profondi cambiamenti, sia fisici che emotivi. Può anche essere fonte di sorprese otorinolaringoiatriche. Sebbene questi cambiamenti siano generalmente benigni, è essenziale comprenderli per poterli curare adeguatamente e rassicurare la futura mamma.

1. Cambiamenti ormonali
   - **Estrogeni e progesterone**: la loro influenza sul sistema Otorinolaringoiatria.
   - **Rilassamento dei tessuti**: effetti degli ormoni rilassanti sulle vie respiratorie.
2. Modifiche al sistema respiratorio
   - **Aumento del volume del sangue**: effetti sul naso e sulla gola.
   - **Congestione nasale legata alla gravidanza:** un naso costantemente ostruito durante la gravidanza.
   - **Epiglottite ed edema laringeo**: raro, ma da conoscere.
3. Problemi di udito
   - **Cambiamenti nell'udito**: cambiamenti temporanei legati alla gravidanza.
   - **Acufene**: perché alcune donne in gravidanza lo avvertono?
4. Cambiamenti di voce
   - **La voce della futura mamma**: perché a volte cambia?
   - **Precauzioni da prendere**: consigli per proteggere la sua voce.
5. Malattia da reflusso gastro-esofageo
   - Sensazione di bruciore alla gola: cause e soluzioni.
   - **Influenza del feto in crescita**: come il bambino può esercitare una pressione sullo stomaco.
6. Farmaci e gravidanza
   - **Cosa è sicuro e cosa no**: come trattare le condizioni otorinolaringoiatriche senza danneggiare il bambino.
   - **Vaccinazioni**: Quali sono consigliate e quali dovrebbero essere evitate?

7. Consigli pratici
- **Dieta**: gli alimenti da scegliere e da evitare per limitare i problemi di otorinolaringoiatria.
- **Sonno**: consigli per dormire con la congestione nasale.

8. Quando si deve consultare?
- **Segnali d'allarme**: riconoscere i sintomi che richiedono l'intervento di un medico.
- **Gestire le emergenze otorinolaringoiatriche durante la gravidanza**: come garantire la sicurezza della madre e del bambino.

La gravidanza, con i suoi alti e bassi, può portare la sua parte di problemi otorinolaringoiatrici. Tuttavia, con una chiara comprensione dei cambiamenti in atto e il giusto supporto medico, queste piccole preoccupazioni possono essere gestite con successo. Gli otorinolaringoiatri hanno un ruolo cruciale nel sostenere e rassicurare le future mamme in ogni fase di questa avventura unica.

ONG e popolazioni immunocompromesse

Le persone immunocompromesse, sia che siano nate con un sistema immunitario indebolito o che lo abbiano acquisito nel tempo a seguito di malattie o trattamenti medici, presentano sfide uniche in otorinolaringoiatria. La loro maggiore suscettibilità alle infezioni e ad altre complicazioni richiede un'attenzione particolare, un intervento precoce e una cura personalizzata.

1. Comprendere l'immunodepressione
- **Cause innate e acquisite**: dalla genetica agli effetti collaterali del trattamento.
- **Implicazioni per il sistema Otorinolaringoiatria**: perché questi pazienti sono più a rischio.

2. Infezioni otorinolaringoiatriche comuni
- **Otite, sinusite e faringite**: Sintomi, rischi e trattamento.
- **Infezioni opportunistiche**: Patogeni meno comuni, ma potenzialmente gravi per le persone immunocompromesse.

3. Tumori otorinolaringoiatrici
- **Aumento del rischio di cancro**: i legami tra l'immunodepressione e lo sviluppo di tumori nella regione Otorinolaringoiatria.
- **Cura e monitoraggio**: screening, trattamento e prevenzione.

4. Chirurgia e procedure otorinolaringoiatriche
- **Preparazione chirurgica**: valutazioni specifiche pre-operatorie.
- **Gestione post-operatoria**: maggiore monitoraggio delle infezioni e delle complicanze.

5. Farmaci ONG e interazioni
- **Antibiotici e antivirali**: uso giudizioso per evitare la resistenza.
- **Vaccinazioni**: importanza e sfide particolari per la popolazione immunocompromessa.

6. Collaborazione interdisciplinare
- **Lavorare con gli immunologi**: Un approccio collaborativo per un'assistenza completa.
- **Consultazioni con altre specialità**: garantire un'assistenza completa.

7. Consigli pratici
- **Prevenzione delle infezioni**: misure igieniche e comportamento.
- **Supporto emotivo**: gestire lo stress e l'ansia associati alla condizione.

8. Innovazioni e progressi
- **Terapie mirate**: trattamento specifico dei disturbi otorinolaringoiatrici nei pazienti immunocompromessi.
- **Ricerca in corso**: speranze per il futuro.

La gestione otorinolaringoiatrica delle popolazioni immunocompromesse richiede non solo competenze mediche approfondite, ma anche sensibilità e comprensione delle sfide che questi pazienti devono affrontare quotidianamente. Con un approccio completo e collaborativo, gli otorinolaringoiatri possono contribuire in modo significativo a migliorare la qualità della vita e i risultati di salute di questa popolazione vulnerabile.

Capitolo 12

PREVENZIONE IN OTORINOLARINGOIATRIA

Sensibilizzazione sui rischi professionali: rumore, sostanze chimiche...

Molte professioni espongono i lavoratori a rischi specifici per il sistema uditivo, nasale e della gola (Otorinolaringoiatria). Dal rumore assordante dei macchinari all'inalazione di sostanze chimiche pericolose, è fondamentale comprendere e prevenire questi pericoli per preservare l'udito e la salute respiratoria.

1. I pericoli del rumore
   - **Esposizione professionale al rumore** : Chi ne è colpito? Dai musicisti ai lavoratori dei cantieri.
   - **Trauma acustico**: come un suono troppo forte può danneggiare l'orecchio interno.
   - **Sordità professionale**: evoluzione, segnali di allarme e prevenzione.
2. Prodotti chimici e tossine
   - **I pericoli dell'inalazione**: dalla polvere di legno ai fumi tossici.
   - **Impatto sul sistema respiratorio**: irritazione, allergie e malattie croniche.
   - **Effetti sul tratto vocale**: come alcuni prodotti possono influenzare la voce.
3. Protezione personale
   - **Caschi e protezioni acustiche**: scelta, uso e cura.
   - **Maschere e apparecchi respiratori**: per proteggersi dall'inalazione di sostanze pericolose.
4. Legislazione e regolamenti
   - Standard di esposizione al rumore e alle sostanze chimiche: cosa dice la legge.
   - **Responsabilità del datore di lavoro**: misure preventive e formazione.
5. Sensibilizzazione e formazione
   - **Campagne di sensibilizzazione**: l'importanza di informare ed educare.

- **Formazione in azienda**: come formare i lavoratori sui rischi e sulle misure di protezione.
6. Supervisione medica
   - **Controlli regolari**: importanza dei controlli otorinolaringoiatrici.
   - **Intervento precoce**: come individuare e trattare precocemente i problemi per evitare complicazioni.
7. Innovazione e tecnologia
   - **Nuovi dispositivi di protezione**: innovazioni per migliorare la sicurezza.
   - **Tecnologie di riduzione del rumore**: Macchine più silenziose e ambienti di lavoro adattati.
8. Testimonianze e casi di studio
   - **Storie di vita reale**: i lavoratori condividono le loro esperienze.
   - **Lezioni apprese**: cosa ci insegnano queste storie per evitare tragedie future.

La sensibilizzazione sui rischi professionali legati all'otorinolaringoiatria è una necessità assoluta per garantire la salute e la sicurezza dei lavoratori. Attraverso una combinazione di educazione, prevenzione, legislazione e innovazione, è possibile ridurre al minimo questi rischi e garantire che tutti possano svolgere il proprio lavoro senza compromettere la salute dell'udito e delle vie respiratorie.

Istruzione igiene delle orecchie e del naso

Le orecchie e il naso sono porte d'ingresso per molti agenti patogeni. Inoltre, svolgono un ruolo essenziale nella nostra percezione sensoriale. Tuttavia, le pratiche igieniche relative a questi organi sono spesso circondate da miti e cattive abitudini. In questo capitolo, decostruiamo queste idee preconcette e forniamo linee guida chiare per mantenere un'igiene ottimale di orecchie e naso.

1. L'orecchio e la sua anatomia
   - Struttura esterna, media e interna: comprensione per una migliore assistenza.
   - **Cerume**: il suo ruolo protettivo e perché non è sempre un nemico.
2. Buone e cattive abitudini
   - **I cotton fioc**: perché non sono sempre suoi amici.
   - **L'eccessiva pulizia**: come può alterare l'equilibrio dell'orecchio.
3. Corretta igiene dell'orecchio
   - Pulizia dell'orecchio esterno: Il metodo delicato.
   - **Quando rivolgersi a un professionista**: imposizione di cerume, dolore o altri problemi.
4. Il naso, molto più di un organo respiratorio
   - **Filtro naturale**: il ruolo dei capelli e del muco.
   - **L'importanza della pulizia nasale**: in particolare per chi vive in ambienti inquinati o allergici.
5. Buone pratiche di igiene nasale
   - **Soluzioni saline**: il loro ruolo nella pulizia e nell'umidificazione.
   - **Evitare i pericoli**: evitare gli spray nasali troppo usati e i metodi aggressivi.
6. Miti e realtà
   - "Il naso deve essere sempre pulito": perché questa idea è sbagliata.
   - **"Il cerume è un segno di sporcizia"**: demistificare questa credenza popolare.
7. Le particolarità dei bambini
   - **Le orecchie dei bambini**: Perché ha bisogno di un'attenzione speciale.
   - Imparare le buone abitudini fin da piccoli: consigli per i genitori.
8. Innovazioni e prodotti
   - **Gli ultimi strumenti di pulizia: cosa è** consigliato e cosa no.

- **Tecnologie assistive**: dalle applicazioni ai gadget, come la tecnologia può aiutare a mantenere una buona igiene.

Una buona igiene delle orecchie e del naso è essenziale per la salute generale. Familiarizzando con le migliori pratiche ed evitando gli errori più comuni, possiamo prevenire molti problemi e garantire che questi importanti organi funzionino in modo ottimale. L'educazione è la chiave e tutti dovrebbero essere dotati delle conoscenze necessarie per prendersi cura delle proprie orecchie e del proprio naso.

Vaccinazione e prevenzione Infezioni otorinolaringoiatriche

La vaccinazione, quella meravigliosa invenzione medica, è spesso sottovalutata nella sua capacità di proteggere dai disturbi che colpiscono le nostre orecchie, il nostro naso e la nostra gola. Se dovessimo immaginare la nostra vita senza i benefici di queste piccole iniezioni salvavita, il quadro sarebbe molto meno roseo. Le infezioni dell'orecchio, del naso e della gola (otorinolaringoiatriche), che sono comuni ma talvolta insidiose, non sarebbero certamente così facilmente prevenibili.

In effetti, la vaccinazione si basa su un'idea brillante: inoculare un agente innocuo, spesso una versione indebolita o inattivata di un agente patogeno, per preparare il sistema immunitario a combattere un attacco futuro. In questo modo, quando il vero colpevole mostra il suo volto (o la sua capsula proteica), il nostro corpo è pronto a combatterlo con vigore.

I vaccini che mirano direttamente alle infezioni otorinolaringoiatriche includono il vaccino antinfluenzale, che non solo previene febbre e dolori, ma riduce anche il rischio di infezioni auricolari e sinusiti associate. Il vaccino contro lo pneumococco è uno scudo efficace contro una serie di infezioni, dalla meningite alle semplici otiti. E che dire del vaccino MMR, che protegge da morbillo, parotite e rosolia, che non solo previene queste malattie, ma protegge anche dalle loro potenziali complicazioni otorinolaringoiatriche?

Ma oltre alla protezione individuale, i vaccini sono anche un baluardo per la comunità. Ogni persona vaccinata riduce la circolazione dell'agente patogeno e, attraverso un effetto gregge, protegge coloro che non possono essere vaccinati.

Naturalmente, la vaccinazione non deve renderci compiacenti. Semplici misure igieniche, come lavarsi regolarmente le mani ed evitare il fumo passivo, sono complementi essenziali alla protezione offerta dai vaccini. E per i più piccoli, l'allattamento al seno offre un'ulteriore protezione contro le infezioni otorinolaringoiatriche nei primi mesi di vita.

Purtroppo, nonostante i comprovati benefici dei vaccini, circolano idee sbagliate, alimentate da dicerie e miti. È essenziale fornire informazioni chiare, basate su prove scientifiche, per rassicurare e informare correttamente i pazienti.

Infine, se la vaccinazione ha fatto molta strada dalla sua nascita, il futuro è altrettanto promettente. Si stanno sviluppando nuovi vaccini, che promettono una protezione ancora maggiore contro le infezioni otorinolaringoiatriche. E con i progressi della tecnologia, chissà quali nuovi metodi di distribuzione emergeranno, consentendo a un numero ancora maggiore di persone di accedere a questa protezione essenziale.

Quindi, nella lotta contro le infezioni otorinolaringoiatriche, la vaccinazione rimane un'arma preziosa, uno scudo che, unito ad altre misure preventive, ci offre le migliori possibilità di vivere una vita sana e senza problemi.

Capitolo 13

CAMBIAMENTI NELLE PRATICHE E RICERCA ONG

Recenti progressi nella chirurgia
e tecniche non invasive

Il progresso medico è sempre stato strettamente legato ai progressi tecnologici. E nel campo della chirurgia otorinolaringoiatrica, questo legame è più forte che mai. Negli ultimi anni, ci sono stati progressi spettacolari nella chirurgia e nelle tecniche non invasive, che hanno costantemente spinto indietro i confini di ciò che un tempo era considerato impossibile.

Solo qualche decennio fa, la chirurgia otorinolaringoiatrica era un'attività complicata. Spesso richiedeva grandi incisioni, un lungo periodo di recupero e, purtroppo, non era sempre esente da complicazioni. Ma l'avvento della chirurgia assistita da robot ha cambiato tutto questo. Con una precisione millimetrica, questi chirurghi robotici, guidati da mani esperte, possono eseguire operazioni complesse con incisioni minime, riducendo i tempi di recupero e il rischio di complicazioni.

Parallelamente, ha preso piede anche la chirurgia endoscopica, che utilizza telecamere sottili per guidare gli strumenti chirurgici. Che si tratti di rimuovere polipi nasali, trattare la sinusite cronica o eseguire interventi alle corde vocali, l'endoscopia ha rivoluzionato il modo in cui queste operazioni vengono eseguite.

Ma la chirurgia non è l'unica a beneficiare di questi progressi. Le tecniche non invasive, che non richiedono incisioni, stanno guadagnando terreno. Per esempio, la radiofrequenza, utilizzata per trattare varie condizioni come il russare o alcune forme di apnea del sonno, permette di ridurre o eliminare il tessuto in eccesso utilizzando il calore, senza bisogno di un bisturi.

Un'altra importante innovazione è la tecnica di "sinuplastica con palloncino" per i pazienti che soffrono di sinusite cronica. Invece di un intervento chirurgico invasivo, questo metodo utilizza un piccolo palloncino che viene inserito e gonfiato per allargare i passaggi sinusali, facilitando il drenaggio e la respirazione.

E che dire dei laser? Questi fasci di luce ad alta energia hanno dimostrato di essere strumenti incredibilmente versatili. Vengono utilizzati per trattare una serie di problemi otorinolaringoiatrici, dalla rimozione di tumori benigni alla correzione di problemi vocali.

Tuttavia, se da un lato questi progressi tecnologici portano molti vantaggi, dall'altro richiedono una formazione approfondita e continua per gli operatori. Dopo tutto, nessuna tecnologia, per quanto avanzata, è efficace se non è nelle mani giuste.

Infine, mentre celebriamo questi progressi, è essenziale tenere presente che la tecnologia si evolve a rotta di collo. Le innovazioni di oggi potrebbero essere le pratiche standard di domani. Ma una cosa è certa: questi progressi stanno aprendo le porte a cure più sicure, più efficaci e meno invasive per i pazienti otorinolaringoiatrici di tutto il mondo.

Ricerca clinica: partecipazione e implicazioni per gli infermieri

La ricerca clinica è il motore principale del progresso medico. Essa plasma il futuro dell'assistenza ai pazienti, valutando l'efficacia di nuove terapie, farmaci, tecniche e approcci. Mentre i medici e i ricercatori di laboratorio sono spesso al centro di questi progressi, il ruolo degli infermieri in questo processo è altrettanto vitale, anche se a volte poco conosciuto dal grande pubblico.

Storicamente, gli infermieri sono stati visti come i custodi dell'assistenza, le persone che si prendevano cura dei pazienti, somministravano i trattamenti e davano una dimensione umana all'assistenza medica. Tuttavia, con la costante evoluzione della medicina, gli infermieri sono diventati protagonisti della ricerca clinica.

In primo luogo, gli infermieri sono spesso il primo punto di contatto tra i pazienti e la ricerca. Hanno la responsabilità di informare i pazienti sulle sperimentazioni cliniche, rispondere alle loro domande, fugare le loro paure e aiutarli a comprendere le implicazioni della partecipazione. Gli infermieri svolgono quindi un ruolo essenziale nel reclutamento e nel mantenimento dei partecipanti alla ricerca.

Gli infermieri spesso somministrano anche trattamenti sperimentali o raccolgono dati per gli studi. Osservano e documentano le reazioni dei pazienti, gli effetti collaterali e l'efficacia dei nuovi trattamenti. Queste osservazioni sono essenziali per valutare la sicurezza e l'efficacia delle terapie in fase di sperimentazione.

Partecipare alla ricerca clinica richiede anche che gli infermieri siano costantemente aggiornati sugli ultimi progressi e protocolli. Ciò comporta una formazione continua e una stretta collaborazione con il team medico, i ricercatori e gli enti normativi.

Il coinvolgimento nella ricerca clinica offre agli infermieri anche l'opportunità unica di influenzare direttamente il futuro della medicina. Il loro feedback sui protocolli, le loro osservazioni cliniche e la loro esperienza nell'assistenza ai pazienti sono essenziali per perfezionare e migliorare la ricerca.

Tuttavia, questo coinvolgimento non è privo di sfide. La ricerca clinica a volte può essere un processo lungo, disseminato di ostacoli, incertezze e delusioni. Ma offre anche momenti di trionfo, come quando i nuovi trattamenti trasformano positivamente la vita dei pazienti.

L'impegno degli infermieri nella ricerca clinica è un'ulteriore prova della loro dedizione al miglioramento della qualità delle cure e della salute dei pazienti. Immergendosi nel complesso mondo della ricerca, non solo assicurano il benessere dei pazienti di oggi, ma anche di quelli di domani.

Il ruolo dell'intelligenza artificiale e robotica in otorinolaringoiatria

Quando si parla di innovazione medica, l'intelligenza artificiale (AI) e la robotica occupano oggi un posto di rilievo, e l'otorinolaringoiatria (ONG) non fa eccezione. Questa specialità, che tratta le malattie dell'orecchio, del naso e della gola, sta assistendo all'emergere di tecnologie rivoluzionarie che promettono di migliorare l'accuratezza della diagnosi, la qualità della chirurgia e l'efficacia del trattamento.

1. Diagnostica assistita dall'AI :
I progressi nell'AI consentono un'analisi più rapida e accurata dei dati medici. Ad esempio, l'analisi automatizzata delle immagini, siano esse radiografie, scansioni o immagini endoscopiche, può aiutare a rilevare le anomalie con una precisione talvolta superiore a quella dell'occhio umano. In otorinolaringoiatria, questo può

essere essenziale per la rapida identificazione di tumori, infiammazioni e altre patologie.

2. Robotica nella chirurgia otorinolaringoiatrica:

La chirurgia assistita da robot sta trasformando il modo in cui vengono eseguite le operazioni di otorinolaringoiatria. I robot chirurgici, diretti dai chirurghi, possono eseguire movimenti estremamente precisi, riducendo il rischio di errore umano. Sono particolarmente utili per le operazioni in aree di difficile accesso o delicate, come la base della lingua o la laringe. Queste macchine offrono una visione migliore, una maggiore destrezza e la capacità di eseguire interventi chirurgici minimamente invasivi.

3. Previsione e personalizzazione dei trattamenti:

L'AI può anche aiutare a prevedere come un paziente risponderà a un trattamento specifico, analizzando i dati genetici, biologici e clinici. Questo è fondamentale per personalizzare l'assistenza e scegliere il trattamento più appropriato per ogni paziente.

4. Formazione e simulazione:

La robotica e l'AI stanno trovando spazio anche nella formazione dei futuri specialisti di orecchio, naso e gola. I simulatori chirurgici robotici offrono agli studenti l'opportunità di allenarsi su modelli virtuali prima di passare a pazienti reali, garantendo una migliore preparazione.

5. Teleconsulto e monitoraggio a distanza :

L'AI può aiutare a monitorare a distanza le condizioni dei pazienti, analizzando i dati in tempo reale e avvisando gli operatori sanitari di eventuali anomalie. Questo è particolarmente utile per i pazienti che vivono in aree remote.

Questi progressi, sebbene promettenti, non sono privi di sfide. Le questioni etiche, i problemi di privacy dei pazienti e la necessità di una formazione adeguata per gli operatori sanitari sono tutti aspetti che devono essere considerati. Tuttavia, una cosa è certa: l'AI e la robotica stanno ridefinendo il futuro dell'otorinolaringoiatria, con l'obiettivo finale di migliorare la qualità di vita dei pazienti.

Capitolo 14

COLLABORAZIONE MULTIDISCIPLINARE

Lavorare con gli audiologi
e logopedisti

In otorinolaringoiatria, la collaborazione interprofessionale è essenziale per garantire un'assistenza completa e ottimale al paziente. Tra queste collaborazioni, quelle con audiologi e logopedisti sono di fondamentale importanza. Questi professionisti, ognuno nel proprio campo, svolgono un ruolo chiave nella diagnosi, nel trattamento e nella riabilitazione dei pazienti che soffrono di disturbi dell'udito o del linguaggio.

L'audiologo, l'orecchio di ascolto del paziente :
Gli audiologi sono specialisti dell'udito. Spesso sono il primo punto di contatto per i pazienti che lamentano problemi di udito. Eseguono test audiologici, come gli audiogrammi, per valutare la natura e la gravità della perdita uditiva.

- **Collaborazione con l'otorinolaringoiatra:** lo specialista dell'orecchio, del naso e della gola lavora a stretto contatto con l'audiologo per comprendere la causa di fondo della perdita uditiva, sia essa dovuta a otite, otosclerosi o qualsiasi altra patologia. Insieme, definiscono il miglior piano di trattamento, sia che si tratti di un intervento chirurgico, di apparecchi acustici o di rieducazione uditiva.
- **Riabilitazione:** dopo un intervento, l'audiologo svolge un ruolo cruciale nella riabilitazione del paziente, regolando gli apparecchi acustici o suggerendo terapie per migliorare la percezione uditiva.

Il logopedista, il maestro del linguaggio :
I logopedisti lavorano con pazienti di tutte le età che presentano disturbi del linguaggio, della parola o della deglutizione. Il loro compito è ampio, dalla riabilitazione dopo un intervento chirurgico alla laringe, all'assistenza ai bambini con ritardi nel linguaggio.

- **Collaborazione con l'otorinolaringoiatra: i** problemi otorinolaringoiatrici possono spesso portare a difficoltà di linguaggio o di deglutizione. Che si tratti di un tumore, di una laringite cronica o di un intervento chirurgico, il logopedista collabora con l'otorinolaringoiatra per valutare e trattare questi problemi. Per esempio, dopo un intervento chirurgico alle tonsille, il logopedista può intervenire per aiutare il paziente a recuperare un linguaggio normale.
- **Prevenzione ed educazione:** i logopedisti svolgono anche un ruolo chiave nella prevenzione dei disturbi del linguaggio associati ad alcune malattie otorinolaringoiatriche. Educano e consigliano i pazienti a preservare e ottimizzare le loro capacità vocali.

In otorinolaringoiatria, il lavoro di squadra è fondamentale. La stretta collaborazione tra l'otorinolaringoiatra, l'audiologo e il logopedista garantisce un'assistenza olistica al paziente, dove ogni aspetto del suo benessere viene preso in considerazione. Combinando le loro competenze, questi professionisti offrono ai pazienti il miglior percorso di cura possibile, consentendo loro di recuperare la massima qualità di vita possibile.

Collaborazione con i chirurghi maxillo-facciali

Il mondo dell'otorinolaringoiatria (Otorinolaringoiatria) è ricco di collaborazioni multidisciplinari e l'associazione con i chirurghi maxillo-facciali ne è un esempio emblematico. Sebbene queste due specialità abbiano aree di competenza distinte, si intersecano e si intrecciano in molti modi, offrendo un'assistenza completa per patologie che richiedono competenze combinate.

<u>Aree comuni di intervento:</u>
La chirurgia maxillo-facciale si occupa delle patologie del viso, della bocca, delle mascelle e delle strutture associate. L'otorinolaringoiatria, invece, si concentra su orecchie, naso, gola e strutture correlate. Dove i loro campi si sovrappongono, avvengono i miracoli della medicina moderna.

- **Traumatologia: i** traumi al viso, che si tratti di fratture delle ossa facciali o di lesioni delle vie aeree, spesso richiedono l'intervento congiunto di questi due specialisti. Mentre il chirurgo maxillo-facciale si occupa delle fratture e delle lesioni cutanee, l'otorinolaringoiatra si assicura che le vie aeree rimangano funzionali.
- **Tumori: i** tumori maligni o benigni che si sviluppano alla giunzione tra cavità orale, faringe o laringe possono richiedere una competenza interdisciplinare. La loro rimozione chirurgica e la successiva ricostruzione traggono grande beneficio dalla stretta collaborazione tra gli specialisti otorinolaringoiatri e maxillo-facciali.

<u>Tecniche complementari:</u>
La chirurgia ricostruttiva ed estetica è un'area in cui questa collaborazione ha perfettamente senso. Mentre un chirurgo maxillo-facciale può essere esperto nella ricostruzione ossea, un chirurgo otorinolaringoiatra apporta la sua esperienza nelle delicate strutture delle vie aeree e della fonazione.

<u>Formazione e istruzione :</u>
Gli scambi regolari tra queste due specialità in occasione di conferenze, corsi di formazione e workshop rafforzano la loro collaborazione. Questa relazione simbiotica consente a ciascuna specialità di tenersi aggiornata sugli ultimi progressi dell'altra, arricchendo così le rispettive pratiche.

La collaborazione tra otorinolaringoiatria e chirurgia maxillo-facciale è il simbolo perfetto della bellezza della medicina multidisciplinare. Combinando le loro competenze, questi professionisti offrono ai loro pazienti un'assistenza ottimale, dove ogni dettaglio, ogni struttura e ogni funzione sono presi in considerazione con precisione e delicatezza. In questo balletto chirurgico, il recupero del paziente è al centro di ogni procedura, e la natura complementare delle loro competenze assicura risultati ottimali.

L'importanza della sinergia con rianimazione e servizi di emergenza

L'otorinolaringoiatria (Otorinolaringoiatria) è una specialità medica e chirurgica il cui campo di intervento e i casi di emergenza non possono essere sottovalutati. Poiché l'otorinolaringoiatria si occupa delle vie respiratorie, qualsiasi disfunzione o trauma in quest'area può avere conseguenze potenzialmente fatali. In questo contesto, una stretta collaborazione tra l'otorinolaringoiatra e i servizi di rianimazione e di emergenza non è solo auspicabile, ma fondamentale.

La catena della vita :
L'ostruzione o il danneggiamento delle vie aeree possono provocare un'angoscia pericolosa per la vita nel giro di pochi minuti. Che si tratti di un'allergia grave, dell'ingestione di un corpo estraneo o di una lesione traumatica, un intervento rapido è essenziale. I servizi di emergenza sono la prima linea di difesa, stabilizzano il paziente e stabiliscono un accesso respiratorio, se necessario. L'otorinolaringoiatra interviene poi per trattare la causa sottostante, spesso in stretta collaborazione con i rianimatori che stabilizzano e monitorano il paziente.

Competenze complementari :
Mentre i medici di emergenza sono formati per affrontare tutti i tipi di emergenze mediche, gli otorinolaringoiatri mettono a disposizione la loro esperienza specifica per le patologie e i traumi dell'orecchio, del naso e della gola. Al contrario, quando gli otorinolaringoiatri si trovano di fronte a una situazione che va oltre la loro specializzazione, possono affidarsi alla terapia intensiva per gestire le complicazioni sistemiche o l'insufficienza d'organo.

Comunicazione fluida :
La sinergia tra questi servizi dipende anche da una comunicazione efficace. I rapporti, i trasferimenti dei pazienti e gli aggiornamenti regolari sono tutti elementi che rafforzano l'assistenza e ottimizzano le possibilità di successo.

Formazione trasversale :
La collaborazione non si ferma alle porte della sala operatoria o del pronto soccorso. È comune che il personale di questi reparti partecipi a corsi di formazione congiunti, imparando l'uno dall'altro, condividendo le esperienze e consolidando le relazioni professionali.

La sinergia tra l'otorinolaringoiatria e i servizi di terapia intensiva e di emergenza è un esempio eloquente di interdipendenza in medicina. Nessuna specialità opera in modo isolato. Ogni anello di questa catena medica rafforza l'altro, assicurando che, indipendentemente dalla complessità o dalla gravità della situazione, il paziente riceva la migliore assistenza possibile. È in questa unione di competenze e risorse che risiede la vera magia della medicina moderna.

Capitolo 15

AMBIENTE
DI LAVORO
E
L'ERGONOMIA

Design della postazione di lavoro: prevenire dolori e lesioni

In otorinolaringoiatria, come in molti altri campi medici, la postazione di lavoro dell'infermiere è un vero e proprio centro di attività. Si passano ore a consultare cartelle cliniche, a preparare e somministrare farmaci, ad assistere gli interventi chirurgici, per non parlare della necessità di rimanere costantemente vigili e pronti a intervenire. Tuttavia, un aspetto cruciale di questa professione, spesso sottovalutato, è l'importanza di una postazione di lavoro ben progettata per prevenire dolori e lesioni.

L'ergonomia sotto i riflettori:
L'ergonomia studia le interazioni tra l'uomo e i componenti di un sistema, con l'obiettivo di ottimizzare il benessere umano e le prestazioni del sistema. In un contesto medico, ciò significa progettare lo spazio di lavoro per ridurre al minimo l'affaticamento e la tensione fisica. Uno sgabello regolabile, ad esempio, consente di regolare l'altezza per evitare di affaticare la schiena e il collo. Allo stesso modo, il posizionamento delle apparecchiature deve essere progettato per ridurre i movimenti inutili o ripetitivi.

Illuminazione adatta :
Un'illuminazione adeguata è essenziale, non solo per l'accuratezza del compito, ma anche per ridurre l'affaticamento degli occhi. L'illuminazione deve essere sufficiente ma non abbagliante, e idealmente adattabile alle esigenze specifiche della procedura o dell'esame.

Riduca la permanenza prolungata in piedi:
Stare in piedi per lunghi periodi può causare mal di schiena, gambe pesanti e un aumento del rischio di vene varicose. È fondamentale fare pause regolari, indossare scarpe comode e, se possibile, utilizzare tappeti anti-fatica.

L'importanza della mobilità :
I movimenti ripetitivi, come i continui piegamenti o l'utilizzo dello stesso strumento, possono causare disturbi muscolo-

scheletrici. Incorporare lo stretching e l'esercizio fisico regolare nella sua routine può aiutare a prevenire questi disturbi.

La sicurezza prima di tutto:
La prevenzione degli infortuni passa anche attraverso la sicurezza. Si assicuri che tutti i fili e i cavi siano in ordine per evitare di inciampare, disponga di uno spazio adeguato per riporre gli strumenti affilati e vigili sempre sul rischio di schizzi o di contatto con sostanze pericolose.

Il design della postazione di lavoro non è solo una questione di comfort. È una componente essenziale per garantire la sicurezza, la salute e le prestazioni degli infermieri di otorinolaringoiatria. Investendo tempo e risorse nella creazione di un ambiente di lavoro ergonomico, sta gettando le basi per una carriera lunga e soddisfacente, senza inutili tensioni fisiche.

Sicurezza del paziente : prevenzione delle infezioni nosocomiali

La sicurezza del paziente è una pietra miliare della pratica medica, e in un reparto specializzato come quello di otorinolaringoiatria, assume un'importanza particolare. Le infezioni nosocomiali - infezioni contratte in ospedale che non erano presenti o in incubazione al momento del ricovero del paziente - rappresentano una sfida importante. Nel contesto otorinolaringoiatrico, dove le procedure invasive come le endoscopie e gli interventi chirurgici sono comuni, la prevenzione di queste infezioni è di fondamentale importanza.

Una sfida dalle mille sfaccettature:
Le infezioni nosocomiali possono essere causate da una varietà di agenti patogeni, tra cui batteri, virus, funghi e parassiti. Questi microrganismi possono essere diffusi per

contatto diretto, attraverso l'aria o tramite apparecchiature mediche contaminate. La complessa anatomia di orecchie, naso e gola offre anche un terreno fertile per la proliferazione di questi agenti.

L'importanza dell'igiene :

La prima linea di difesa contro le infezioni nosocomiali è un'igiene rigorosa. Ciò include il lavaggio regolare e accurato delle mani, l'uso di guanti, maschere e altri dispositivi di protezione personale e la disinfezione sistematica degli strumenti medici. In un mondo in cui l'osservazione ravvicinata è la norma, come durante un'endoscopia nasale, la sterilizzazione assume un'importanza cruciale.

Formazione continua :

La conoscenza è un'arma. Una formazione regolare del personale medico e paramedico sui protocolli di disinfezione, sui sintomi delle infezioni comuni e sulle migliori pratiche di prevenzione è essenziale. Questa formazione deve essere ricorrente per adattarsi alle nuove minacce e agli sviluppi tecnologici.

Un ambiente sano:

Anche la manutenzione dei locali gioca un ruolo fondamentale. Locali ben ventilati, gestione rigorosa dei rifiuti medici e disinfezione regolare delle superfici contribuiscono a limitare la diffusione degli agenti infettivi.

La comunicazione, la pietra angolare della prevenzione:

Una buona comunicazione con il paziente è essenziale. Informare i pazienti sui rischi, dare loro consigli post-procedura e incoraggiarli a segnalare qualsiasi sintomo sospetto significa che si può intervenire rapidamente in caso di infezione.

La prevenzione delle infezioni nosocomiali in ambito otorinolaringoiatrico è una responsabilità condivisa tra operatori sanitari e pazienti. Richiede una vigilanza costante, conoscenze aggiornate e una stretta collaborazione tra tutti i soggetti coinvolti nel sistema sanitario. L'obiettivo finale è sempre il benessere e la sicurezza del paziente.

L'importanza di una comunicazione chiara all'interno dei team

Le dinamiche di un reparto medico sono come una partitura orchestrale; ogni membro, sia esso infermiere, medico, tecnico o altro, svolge un ruolo unico ed essenziale. Proprio come una sinfonia richiede armonia tra i suoi diversi strumenti, il buon funzionamento di un reparto di otorinolaringoiatria - o di qualsiasi altro reparto medico - dipende da una comunicazione chiara ed efficace tra i suoi membri.

La musica della medicina :
Immaginiamo per un attimo una giornata tipo in un reparto di otorinolaringoiatria. I pazienti arrivano con una varietà di sintomi, alcuni dei quali richiedono un intervento immediato, altri una diagnosi approfondita e altri ancora un consulto specialistico. Se il team non comunica in modo efficace, il rischio di errori medici aumenta, la soddisfazione del paziente diminuisce e lo stress del personale aumenta.

Armonizzare il commercio :
Una comunicazione chiara assicura che ogni membro del team comprenda non solo la propria missione, ma anche quella dei colleghi. Per esempio, quando un'infermiera trasmette informazioni cruciali sulle condizioni di un paziente a un chirurgo, ogni dettaglio è importante. Omettere un sintomo o un'osservazione potrebbe avere gravi conseguenze.

Anticipare le battute d'arresto:
In un ambiente in rapida evoluzione come un ospedale, gli eventi imprevisti sono comuni. Una comunicazione efficace aiuta ad anticipare e a gestire queste situazioni senza problemi. Se una sala operatoria non è disponibile, o se un paziente ha una reazione allergica inaspettata, è essenziale che le informazioni circolino rapidamente, in modo da poter adattare l'assistenza.

Promuovere il benessere sul lavoro:
Al di là degli aspetti puramente medici, una comunicazione chiara e aperta promuove un ambiente di lavoro sano. Aiuta ad evitare i malintesi, a risolvere i conflitti più rapidamente e a rafforzare la coesione del team.

Il paziente, al centro della melodia:
Non dimentichiamo che l'obiettivo finale di tutto questo è la salute e la soddisfazione del paziente. Un paziente ben informato, che vede intorno a sé un team affiatato e comunicativo, avrà più fiducia nell'assistenza che riceverà.

La comunicazione all'interno dei team medici è più di una formalità. È il collante che lega ogni membro dell'orchestra, permettendo alla musica della medicina di risuonare in modo armonioso ed efficace, per il benessere di tutti.

Capitolo 16

SPECIALITÀ E SOTTOSPECIALITÀ ONG

Otologia e neurotologia

L'orecchio è molto più di un semplice organo uditivo. È un capolavoro anatomico e fisiologico che svolge un ruolo fondamentale non solo nella nostra capacità di sentire, ma anche nel nostro senso dell'equilibrio. Per comprendere appieno la sua complessità, ci addentriamo in due campi strettamente correlati: l'otologia, che si occupa dell'orecchio e delle sue malattie, e la neurotologia, una sottospecialità che si occupa dei disturbi del sistema uditivo e vestibolare da una prospettiva neurologica.

Un viaggio attraverso l'orecchio:
L'orecchio è diviso in tre zone principali: l'orecchio esterno, medio e interno. L'orecchio esterno capta il suono attraverso il padiglione auricolare e lo trasmette attraverso il canale uditivo esterno. L'orecchio medio contiene gli ossicini - martello, incudine e staffa - che amplificano queste vibrazioni sonore. Infine, l'orecchio interno ospita la coclea, responsabile della trasformazione delle vibrazioni in segnali elettrici che vengono trasmessi al cervello, e il sistema vestibolare, la chiave del nostro equilibrio.

Quando le cose vanno male: l'otologia
Dalle infezioni ai traumi, fino ai disturbi congeniti, l'orecchio è soggetto a un'intera gamma di patologie. Infezioni all'orecchio, sordità, acufeni, vertigini... L'otologia si concentra sulla diagnosi, il trattamento e la prevenzione di queste patologie, per garantire una gestione ottimale dei disturbi dell'orecchio.

Oltre l'orecchio: la neurotologia
L'interazione tra l'orecchio e il cervello è così intima che si è sviluppata una sottospecialità per studiare i disturbi di questo sistema integrato. La neurotologia si occupa di condizioni come la neurite vestibolare, la malattia di Meniere e i tumori del nervo acustico. Si interessa anche dei meccanismi nervosi coinvolti nell'udito e nell'equilibrio e del loro impatto sul sistema nervoso centrale.

I progressi moderni :
La tecnologia ha aperto nuovi ed entusiasmanti orizzonti in otologia e neurotologia. Dai rivoluzionari impianti cocleari ai metodi diagnostici all'avanguardia, la scienza avanza a passi da gigante per migliorare l'assistenza ai pazienti. L'enfasi è anche sulla ricerca e sull'innovazione, per comprendere e trattare meglio le malattie dell'orecchio.

L'otologia e la neurotologia sono campi affascinanti che combinano anatomia, fisiologia, tecnologia e neuroscienze. Il loro studio ci ricorda l'importanza fondamentale della nostra capacità di sentire e di orientarci, e le meraviglie della biologia che si celano dietro queste funzioni apparentemente semplici.

Rinologia e chirurgia sinusale

Il naso, molto più di una semplice appendice al centro del viso, svolge un ruolo essenziale in molte delle nostre funzioni vitali. Respirare, filtrare, umidificare l'aria, percepire gli odori... è una struttura complessa che merita tutta la nostra attenzione. La rinologia, lo studio del naso e delle sue malattie, in combinazione con la chirurgia sinusale, rivela il pieno potenziale di questo organo e il suo impatto sulla nostra salute.

Il naso, un crocevia anatomico :
Al di là della sua forma esterna, la struttura interna del naso è una meraviglia architettonica. Le sue cavità, le cavità nasali, sono rivestite di membrana mucosa e separate dal setto nasale. I seni paranasali sono spazi cavi intorno al naso che comunicano con le cavità nasali. Hanno molteplici funzioni: umidificare e riscaldare l'aria, rafforzare la voce, proteggere dagli agenti patogeni e, naturalmente, l'olfatto.

Disturbi rinologici :

Come l'orecchio, anche il naso è soggetto a una serie di disturbi. Rinite allergica, polipi nasali, deviazioni del setto e infezioni sinusali sono solo alcuni esempi di ciò che la rinologia può trattare. Queste condizioni possono avere ripercussioni sulla respirazione, sull'olfatto e sulla qualità di vita del paziente.

Chirurgia sinusale: oltre i farmaci :

Quando i trattamenti farmacologici non sono sufficienti, o quando insorgono complicazioni, si ricorre alla chirurgia sinusale. L'obiettivo è ripristinare la normale ventilazione del seno, rimuovere le ostruzioni o trattare le infezioni persistenti. Le tecniche chirurgiche si sono evolute notevolmente, offrendo oggi procedure meno invasive e più mirate, come la chirurgia sinusale endoscopica.

Progressi che cambiano le carte in tavola:

La combinazione di tecnologia moderna e ricerca avanzata ha portato a innovazioni significative nella rinologia. Dalle tecniche di imaging migliorate agli strumenti chirurgici di precisione, la gestione delle condizioni nasali e sinusali è sempre più efficace, riducendo al minimo le complicazioni e ottimizzando i risultati per i pazienti.

La rinologia e la chirurgia sinusale ci ricordano l'importanza del naso nel nostro benessere quotidiano. Il loro studio e la loro costante evoluzione ci permettono di comprendere meglio questo organo e di garantire una cura ottimale a chi soffre di disturbi nasali o sinusali. Non si tratta solo del naso, ma di una finestra sul mondo che ci circonda.

Laringologia e fonologia

Il mormorio di una conversazione a lume di candela, le risate fragorose di una cena tra amici, il dolce canto di una madre al suo bambino: tanti momenti preziosi della vita sono trasportati dalla voce, quel meraviglioso dono della natura. Ed è la laringe, quel piccolo organo delicatamente alloggiato nella nostra gola, che è il principale responsabile di questi suoni. La laringologia, la branca della medicina dedicata allo studio della laringe, insieme alla fonologia, lo studio dei suoni del linguaggio, formano un binomio essenziale per comprendere e curare la nostra voce.

La laringe, l'orchestra della nostra voce :
Situata tra la trachea e la faringe, la laringe viene spesso chiamata 'scatola della voce'. Costituita da cartilagine, muscoli e legamenti, è il centro della produzione della voce. Le corde vocali, sottili fasce muscolari situate all'interno, vibrano per produrre suoni quando vengono messe in movimento dall'aria espirata dai polmoni.

Disturbi laringei :
Dalla raucedine e dalla perdita di voce al dolore e all'infezione, la laringe può essere soggetta a una serie di disturbi. La laringite, un'infiammazione della laringe, è uno dei disturbi più comuni. Anche altre condizioni, come noduli o polipi delle corde vocali, possono influire sulla qualità e sul timbro della voce.

Fonologia, oltre la voce :
La fonologia non è solo lo studio dei suoni. Esplora il modo in cui questi suoni funzionano all'interno di determinate lingue. Come si distinguono questi suoni nel parlato? Qual è la loro funzione nella comunicazione? La fonologia è il ponte tra la semplice produzione di suoni e il loro uso nel linguaggio.

L'importanza dell'assistenza :
La voce è uno strumento prezioso per la comunicazione, la professione e l'espressione personale. Cantanti, insegnanti, avvocati e molti altri fanno grande affidamento sulla voce per il loro lavoro. Da qui l'importanza di un trattamento adeguato in caso di problemi. Fortunatamente, la laringologia, aiutata dai progressi tecnologici, offre un'ampia gamma di trattamenti, dalla terapia vocale alla chirurgia.

La laringologia e la fonologia ci ricordano la ricchezza e la complessità della nostra voce, questo strumento prezioso che merita di essere coccolato e protetto. Che si tratti di cantare una melodia, di pronunciare un discorso o semplicemente di sussurrare parole dolci, la nostra voce è un riflesso di chi siamo e, grazie a queste discipline, possiamo assicurarci che risuoni chiaramente per tutta la vita.

Chirurgia cervico-facciale e oncologia otorinolaringoiatrica

Nel ricco mosaico del volto umano si nasconde un affascinante intrigo medico e chirurgico. Il campo della chirurgia cervico-facciale è un'arte delicata e complessa dedicata alla struttura, alla funzione e all'estetica del viso, del collo e dei loro dintorni. Se a questa complessità aggiungiamo la lotta contro il cancro attraverso l'oncologia otorinolaringoiatrica, ci troviamo di fronte a una specialità stimolante ed estremamente cruciale.

Un viaggio attraverso la struttura :
Il viso e il collo ospitano una moltitudine di strutture anatomiche, dalle delicate ossa del viso ai vasi sanguigni, ai nervi e alle ghiandole del collo. Questa regione non è solo esteticamente significativa, ma svolge anche un ruolo vitale in funzioni come la respirazione, la deglutizione, la parola e l'espressione.
L'ombra del cancro :
L'oncologia otorinolaringoiatrica si dedica all'individuazione, alla diagnosi, al trattamento e alla prevenzione dei tumori dell'orecchio, del naso, della gola, della testa e del collo. Questi tumori, sia benigni che maligni, possono avere conseguenze devastanti, non solo per la loro localizzazione, ma anche per le funzioni vitali che possono compromettere.

Chirurgia ricostruttiva: rinascita dopo la malattia :
Quando un tumore viene rimosso, la sfida non si ferma qui. I chirurghi del collo e del viso devono spesso affrontare il delicato compito di ricostruire l'area colpita, sia per ripristinare la funzione che per migliorare l'aspetto. Grazie a tecniche avanzate e a un'attenta pianificazione, molti pazienti possono tornare a una vita normale e a una rinnovata autostima dopo l'intervento.

Progressi tecnologici :
La tecnologia medica ha fatto passi da gigante nel trattamento dei tumori otorinolaringoiatrici. Dalle tecniche di diagnosi precoce ai metodi chirurgici all'avanguardia e ai trattamenti post-operatori mirati, la combinazione di abilità umana e tecnologia moderna offre un barlume di speranza a molti pazienti.

Collaborazione interdisciplinare :
La gestione del tumore della testa e del collo non si affida esclusivamente al chirurgo. Richiede un approccio di squadra che coinvolga oncologi, radiologi, patologi e altri specialisti per garantire un'assistenza olistica al paziente.

La chirurgia della testa e del collo e l'oncologia otorinolaringoiatrica sono campi che combinano scienza, arte e compassione. In questa battaglia contro il cancro e altre malattie della testa e del collo, i chirurghi sono artisti e guerrieri, armati di competenze e tecnologie per dare ai loro pazienti speranza e qualità di vita.

Capitolo 17

GESTIONE NELLE UNITÀ OTORINOLARINGOIATRICHE

Gestione del team e leadership

Il cuore del reparto di otorinolaringoiatria (Otorinolaringoiatria), al di là degli strumenti chirurgici, della diagnostica complessa e della tecnologia all'avanguardia, è un team. E come ogni team, quello di otorinolaringoiatria ha bisogno di una forte leadership, di un coordinamento fluido e di uno spirito di squadra incrollabile per fornire la migliore assistenza possibile al paziente. La gestione del team e la leadership non sono solo parole d'ordine nel mondo medico, ma competenze essenziali per qualsiasi professionista che voglia eccellere nel proprio ruolo e ispirare gli altri a fare lo stesso.

Una tempesta di individualità:
Ogni membro di un team otorinolaringoiatrico - dai chirurghi agli infermieri, dagli audiologi ai logopedisti - apporta competenze uniche. Per unire queste individualità in un'unità coesa è necessario un leader in grado di riconoscere, valorizzare e incanalare queste competenze verso un obiettivo comune.

La comunicazione: la chiave di un team forte:
Nell'ONG, le informazioni sono spesso complesse e la posta in gioco è alta. Una comunicazione chiara, aperta e onesta è fondamentale. Un buon leader favorisce un ambiente in cui le domande sono incoraggiate, le preoccupazioni sono affrontate e ogni voce è ascoltata.

Formazione, mentoring e crescita:
Un leader non si limita a guidare, ma forma. Investendo tempo nel mentoring, offrendo opportunità di formazione e incoraggiando la crescita professionale, un leader rafforza il suo team, assicurando che il reparto di otorinolaringoiatria rimanga all'avanguardia del progresso medico.

Gestire i conflitti:
Come in ogni ambiente professionale, anche nell'ONG possono sorgere disaccordi e tensioni. La capacità di

riconoscere, affrontare e risolvere questi conflitti in modo costruttivo è un'abilità essenziale per qualsiasi leader.

Innovare e adattarsi:
La medicina è un campo in costante evoluzione. Una leadership efficace riconosce la necessità di innovare, adottare nuove tecnologie e adattarsi a nuove metodologie, assicurandosi che il team sia supportato e formato per affrontare questi cambiamenti.

Empatia in azione:
Un buon leader capisce che dietro ogni uniforme medica c'è un individuo con sogni, sfide ed emozioni. L'empatia, la comprensione e il sostegno sono essenziali per garantire il benessere del team, che si traduce in una migliore assistenza al paziente.

Nel mondo dinamico e urgente dell'otorinolaringoiatria, una leadership forte non significa solo saper prendere decisioni rapide o gestire una sala operatoria. Si tratta di costruire e sostenere un team, coltivare una cultura di eccellenza e di compassione e guidare con una visione chiara e un cuore aperto. Dopo tutto, è il cuore del team che fa battere il cuore del reparto di otorinolaringoiatria.

Organizzazione dell'assistenza e gestione del flusso di pazienti

In un'unità di otorinolaringoiatria, l'assistenza ai pazienti spesso non si limita alla diagnosi e al trattamento. L'organizzazione dell'assistenza e la gestione efficace dei flussi di pazienti sono al centro dell'efficienza operativa e del benessere del paziente. Questa danza logistica meticolosamente orchestrata assicura che ogni paziente riceva un'assistenza tempestiva, ottimizzando le risorse disponibili.

Un balletto finemente sintonizzato:
L'otorinolaringoiatria come specialità copre un'ampia gamma di condizioni, trattamenti e procedure. Dalle consultazioni di routine agli interventi chirurgici complessi, ogni fase richiede un coordinamento perfetto per garantire che i pazienti si muovano senza problemi attraverso il sistema.

Priorità dei casi:
Le emergenze, come le ostruzioni delle vie aeree o le forti emorragie, devono essere trattate in modo prioritario. Una valutazione rapida e l'assegnazione ai professionisti appropriati garantiscono interventi tempestivi.

Gestione degli appuntamenti:
Un sistema efficiente di prenotazione degli appuntamenti evita le lunghe attese e massimizza il tempo del personale medico. Questo è fondamentale per una specialità così impegnativa come l'otorinolaringoiatria, dove le consultazioni possono variare da una semplice infezione all'orecchio a esami più complessi come l'endoscopia laringea.

Ottimizzare le risorse:
Che si tratti di attrezzature, sale d'esame o personale, l'uso efficiente delle risorse assicura che i pazienti siano assistiti in modo rapido ed efficace. Un buon sistema di gestione tiene conto anche dei periodi di punta e dei requisiti di personale, per evitare il sovraccarico.

Coordinamento interdisciplinare:
In otorinolaringoiatria, la collaborazione con altre specialità è frequente. Il coordinamento con audiologi, logopedisti e chirurghi maxillo-facciali, tra gli altri, è fondamentale per una cura completa del paziente.

Comunicazione con il paziente:
Informare i pazienti sugli appuntamenti, sulle procedure imminenti o su qualsiasi modifica del loro piano di cura riduce l'incertezza e migliora l'esperienza complessiva del paziente.

Misure preventive:
Le campagne di educazione e di sensibilizzazione possono ridurre l'onere sul sistema, prevenendo alcune condizioni comuni o incoraggiando un intervento precoce, riducendo così la gravità e la durata del trattamento.

Una gestione efficace del flusso di pazienti in otorinolaringoiatria richiede una combinazione di pianificazione accurata, comunicazione trasparente e flessibilità per adattarsi alle mutevoli esigenze. In questo balletto finemente sintonizzato, ogni membro del team svolge un ruolo cruciale, assicurando che ogni paziente riceva un'assistenza tempestiva, completa e compassionevole.

Miglioramento continuo e approccio di qualità

Nel mondo dinamico e in continua evoluzione della medicina, l'importanza del miglioramento continuo e della qualità non può essere sottovalutata. Per i professionisti dell'otorinolaringoiatria, questo significa non solo stare al passo con i progressi tecnici e medici, ma anche garantire che i processi, le pratiche e le interazioni paziente-professionista siano ottimizzate per fornire la migliore assistenza possibile.

Il Ciclo di Deming:
Uno dei principi fondamentali del miglioramento continuo è il Ciclo PDCA (Plan, Do, Check, Act), noto anche come Ciclo di Deming. In ONG, questo potrebbe essere tradotto come l'identificazione di un problema o di un'opportunità di miglioramento, l'implementazione di una soluzione, la sua valutazione e quindi l'adeguamento o il reimpiego di quella soluzione.

Valutazioni regolari:
Gli audit regolari e le revisioni dei processi sono essenziali

per identificare le aree di miglioramento. Queste valutazioni possono essere interne o esterne e hanno lo scopo di garantire il rispetto degli standard di qualità.

Formazione continua :

La medicina è in continua evoluzione. Gli infermieri e gli altri professionisti dell'otorinolaringoiatria devono tenersi aggiornati sugli ultimi progressi, sulle raccomandazioni e sulle migliori pratiche, attraverso corsi di formazione, seminari e workshop.

Il feedback del paziente:

Il feedback dei pazienti è una miniera d'oro per il miglioramento. I sondaggi di soddisfazione, i forum e persino le discussioni informali possono fornire informazioni preziose sulle aree che necessitano di particolare attenzione.

Revisione degli incidenti:

Ogni incidente, che si tratti di un errore di medicazione, di un ritardo nel trattamento o di una cattiva comunicazione, deve essere analizzato attentamente. L'obiettivo non è dare la colpa, ma imparare ed evitare incidenti simili in futuro.

Implementare i protocolli:

I protocolli standardizzati e basati su prove di efficacia assicurano che ogni paziente riceva un livello di assistenza coerente e di alta qualità. Servono da guida, soprattutto in situazioni complesse o rare.

Tecnologia e qualità:

L'adozione di nuove tecnologie, che si tratti di cartelle cliniche elettroniche, apparecchiature diagnostiche o telemedicina, può migliorare notevolmente la qualità dell'assistenza. Ma la loro implementazione richiede formazione e adattamento.

Impegno per l'eccellenza:

La qualità non è un obiettivo una tantum, ma un impegno all'eccellenza, giorno dopo giorno. Ciò richiede una cultura organizzativa in cui ogni membro del team riconosca il proprio ruolo nell'erogazione di cure di qualità e si impegni costantemente a migliorare.

Il miglioramento continuo e l'approccio alla qualità in otorinolaringoiatria, come in tutti i settori medici, sono una fusione di scienza e arte. Richiedono conoscenze tecniche, pensiero critico, compassione e un impegno costante per il benessere del paziente.

Capitolo 18

INNOVAZIONI
E PROSPETTIVE FUTURE
NELL'OTORINOLARINGOIATRIA

Progressi tecnologici in fase di sviluppo

Come molte altre discipline mediche, l'otorinolaringoiatria beneficia costantemente delle innovazioni tecnologiche. Dagli strumenti chirurgici migliorati ai nuovi approcci alla diagnosi, l'otorinolaringoiatria è all'avanguardia in una serie di progressi entusiasmanti. Ecco una panoramica di alcune delle innovazioni più promettenti attualmente in fase di sviluppo.

1. Chirurgia assistita dalla realtà aumentata:
L'uso della realtà aumentata durante la chirurgia otorinolaringoiatrica è in aumento. Consente al chirurgo di sovrapporre immagini digitali dettagliate, come scansioni o risonanze magnetiche, al campo chirurgico reale, migliorando la precisione e la sicurezza.

2. Biopsie ottiche:
Invece di prelevare fisicamente il tessuto per analizzarlo, le biopsie ottiche utilizzano la luce per analizzare il tessuto a livello molecolare. Questo potrebbe rendere la diagnosi di alcune condizioni otorinolaringoiatriche più rapida e meno invasiva.

3. Impianti cocleari di nuova generazione:
Gli sforzi per migliorare gli impianti cocleari sono costanti, con particolare attenzione alla miniaturizzazione, alla migliore integrazione con i tessuti biologici e alle migliori capacità di connettività.

4. Terapie geniche per la perdita dell'udito:
La ricerca in corso sta esplorando la possibilità di correggere o alleviare la perdita dell'udito puntando specificamente sui geni responsabili. Anche se ancora nelle fasi iniziali, i risultati preliminari sono promettenti.

5. Tecniche di imaging avanzate:
Le nuove modalità di imaging, come la tomografia a coerenza ottica, offrono viste più dettagliate delle strutture otorinolaringoiatriche, che possono aiutare la diagnosi e la pianificazione chirurgica.

6. La robotica nella chirurgia otorinolaringoiatrica:
La robotica, già utilizzata in altre specialità chirurgiche, sta iniziando a trovare il suo posto nella chirurgia otorinolaringoiatrica. I robot possono aumentare la precisione delle operazioni delicate, in particolare nelle aree difficili da raggiungere.

7. Materiali biomimetici :
Questi materiali sono progettati per imitare le proprietà dei tessuti naturali. Potrebbero essere utilizzati per riparare o sostituire i tessuti danneggiati nell'orecchio, nel naso o nella gola.

8. Nanotecnologia:
L'uso di nanoparticelle potrebbe rivoluzionare la somministrazione dei farmaci, indirizzando in modo specifico le aree interessate nell'Otorinolaringoiatria e riducendo così gli effetti collaterali.

9. Intelligenza artificiale per la diagnosi:
Grazie alla capacità di analizzare rapidamente enormi insiemi di dati, l'AI può aiutare a identificare modelli sottili nei sintomi dei pazienti o nelle immagini mediche, favorendo la diagnosi precoce delle patologie otorinolaringoiatriche.

Questi e altri progressi testimoniano la rapida evoluzione del settore Otorinolaringoiatria. Mentre alcuni sono già in fase di sperimentazione clinica, altri sono ancora in fase sperimentale. Tuttavia, tutti hanno il potenziale per trasformare il modo in cui diagnostichiamo, trattiamo e assistiamo i pazienti otorinolaringoiatrici nel prossimo futuro.

Il futuro della formazione otorinolaringoiatrica

Con l'evoluzione della medicina, la formazione degli operatori sanitari deve adattarsi per rimanere all'avanguardia. L'otorinolaringoiatria (ONG), con le sue rapide innovazioni e scoperte tecnologiche, non fa eccezione. Diamo uno sguardo alle tendenze future che potrebbero plasmare la formazione dei futuri otorinolaringoiatri.

1. Simulazione e realtà virtuale:
La simulazione medica, già popolare in molte specialità, probabilmente diventerà ancora più cruciale in otorinolaringoiatria. La realtà virtuale (VR) e la realtà aumentata (AR) offrono a specializzandi e studenti l'opportunità di esercitarsi in procedure complesse in un ambiente privo di rischi, prima di eseguirle su pazienti reali.

2. Intelligenza artificiale e apprendimento:
L'intelligenza artificiale (AI) sarà in grado di aiutare a personalizzare i corsi di formazione, identificando le esigenze individuali dei discenti e adattando le risorse didattiche di conseguenza.

3. Educazione interprofessionale:
La collaborazione è essenziale in medicina. I futuri specialisti in otorinolaringoiatria saranno probabilmente formati insieme ad altri professionisti sanitari - audiologi, logopedisti, infermieri otorinolaringoiatrici - per incoraggiare un approccio più olistico e collaborativo all'assistenza.

4. Formazione continua a distanza:
Con lo sviluppo delle tecnologie di comunicazione, l'apprendimento a distanza diventerà senza dubbio più comune, consentendo agli otorini di continuare ad apprendere e aggiornarsi senza dover lasciare il proprio studio o il proprio posto di lavoro.

5. Focus sulle soft skills:
Oltre alle competenze cliniche, i programmi di formazione porranno maggiore enfasi sulle capacità di comunicazione, sulla leadership, sul processo decisionale etico e sulla gestione dello stress.

6. Apprendimento basato sulla ricerca:

L'integrazione della ricerca nella formazione consentirà agli studenti di adottare un approccio basato sulle prove all'inizio della loro carriera, incoraggiandoli a contribuire al progresso della specialità.

7. Valutazione e feedback in tempo reale:

Le tecnologie indossabili e l'AI possono fornire agli studenti un feedback istantaneo sulle loro competenze e prestazioni, accelerando il processo di apprendimento.

8. Mobilità internazionale:

La collaborazione globale e lo scambio di conoscenze diventeranno più comuni, con opportunità per gli studenti e gli specializzandi di formarsi in Paesi diversi e di acquisire esperienze cliniche diversificate.

9. Formazione in etica medica e scienze umane:

Mentre la tecnologia è al centro della scena, è fondamentale mantenere l'umanità al centro della medicina. I programmi potrebbero incorporare più moduli di etica, filosofia e scienze umane per garantire un approccio incentrato sul paziente.

10. Sostenibilità e coscienza ecologica:

Con la crescente consapevolezza delle questioni ambientali, i futuri otorini potrebbero anche ricevere una formazione sulle migliori pratiche ecologiche nel loro settore.

Il futuro della formazione otorinolaringoiatrica promette di essere dinamico come la specialità stessa. Con un equilibrio di tecnologia, competenze cliniche e scienze umane, i futuri specialisti in otorinolaringoiatria saranno ben equipaggiati per affrontare le sfide di domani.

Sfide etiche innovazioni mediche

Il rapido avvento delle tecnologie e delle innovazioni mediche offre una promessa inestimabile per migliorare la qualità della vita, curare malattie precedentemente incurabili e spostare le frontiere di ciò che è medicalmente possibile. Tuttavia, con ogni nuovo progresso arrivano anche dilemmi etici. Vediamo alcune di queste sfide etiche.

1. Equità di accesso:
Con l'emergere di trattamenti innovativi e spesso costosi, come possiamo garantire che tutti, indipendentemente dallo status socio-economico, abbiano accesso a queste cure all'avanguardia? Le disparità di accesso potrebbero esacerbare le disuguaglianze di salute.

2. Il consenso informato nell'era digitale:
I pazienti sono sufficientemente informati sui rischi e sui benefici dei nuovi interventi, in particolare quando questi coinvolgono tecnologie complesse o approcci sperimentali?

3. Riservatezza e dati personali:
Con l'aumento dei dispositivi medici connessi e delle cartelle cliniche elettroniche, la questione della sicurezza e della riservatezza dei dati del paziente sta diventando fondamentale.

4. Interventi genetici :
Le tecniche di modificazione genetica come CRISPR aprono la strada alla correzione delle malattie genetiche. Ma dove tracciamo il confine tra la prevenzione delle malattie e la creazione di esseri umani 'migliorati'?

5. Intelligenza artificiale e responsabilità:
Se una macchina basata sull'AI raccomanda un trattamento che si rivela dannoso per il paziente, chi è responsabile? Il medico, il progettista dell'AI o l'ospedale?

6. Estensione della vita e qualità della vita:
Se le nuove tecnologie possono prolungare la vita, che ne è della qualità della vita prolungata? Fino a che punto dovremmo spingerci per prolungare la vita, e a quale costo per il benessere del paziente?

7. Il transumanesimo:
Man mano che la tecnologia migliora le capacità umane,

dov'è il confine tra terapia e aumento? E cosa significa essere umani nell'era dei cyborg?

8. Sperimentazioni cliniche e Paesi in via di sviluppo:

Le innovazioni mediche vengono talvolta testate nei Paesi a basso reddito, per la facilità di reclutamento o per i costi inferiori. Queste pratiche sono etiche, soprattutto se le comunità in cui vengono effettuati i test non beneficiano direttamente dei risultati?

9. Commercializzazione della medicina:

La corsa alla prossima grande innovazione può talvolta essere guidata più dal profitto che dal benessere del paziente. Come possiamo garantire che gli interessi commerciali non prevalgano sulle esigenze etiche e mediche?

10. Rispetto dell'autonomia del paziente:

Con le innovazioni che consentono di prendere decisioni mediche più personalizzate, come possiamo garantire che le scelte dei pazienti siano rispettate e che non siano costretti ad adottare le nuove tecnologie?

Di fronte a queste sfide, è imperativo per il mondo medico rimanere vigile, impegnarsi in un dialogo costante e porre l'etica al centro di ogni decisione. Solo un approccio equilibrato garantirà che le innovazioni mediche vadano a beneficio di tutti, senza compromettere i valori fondamentali dell'umanità.

Capitolo 19

Comunicazione ed educazione del paziente

Tecniche di comunicazione adattate alle varie patologie otorinolaringoiatriche

La comunicazione è un aspetto essenziale dell'assistenza sanitaria, ma può essere complessa quando si tratta di pazienti con patologie otorinolaringoiatriche specifiche. Le patologie otorinolaringoiatriche possono spesso compromettere o interrompere i canali di comunicazione tradizionali, richiedendo un approccio personalizzato per garantire un'interazione efficace. Ecco un'esplorazione fluida delle tecniche di comunicazione adattate alle varie patologie otorinolaringoiatriche.

1. Problemi di udito (sordità, acufene):
Le persone con problemi di udito possono avere difficoltà a seguire una normale conversazione, soprattutto in un ambiente rumoroso. È quindi utile parlare chiaramente, rallentare leggermente e utilizzare il linguaggio dei segni o gli apparecchi acustici, se necessario. Il contatto visivo diretto è essenziale e può essere utile verificare regolarmente la comprensione del paziente.

2. Laringectomie e disturbi della voce:
I pazienti che hanno subito una laringectomia o che hanno altri disturbi della voce possono utilizzare mezzi alternativi per comunicare. La pazienza è essenziale, così come l'uso di quaderni o tablet per facilitare la comunicazione scritta. Alcune persone possono utilizzare dispositivi elettronici che producono una voce sintetica.

3. Ostruzioni nasali e sinusali:
La respirazione può essere compromessa, rendendo il linguaggio affannoso. In questi casi, sono utili conversazioni brevi e precise, con pause per consentire al paziente di riprendere fiato. Anche incoraggiare la comunicazione non verbale, come i gesti, può essere utile.

4. Chirurgia facciale e trauma:
Un intervento chirurgico o un trauma facciale possono portare a difficoltà di linguaggio o di comprensione. La

comunicazione non verbale diventa quindi centrale. L'uso di immagini, disegni o grafici può facilitare lo scambio di informazioni.

5. Disfagia e disturbi della deglutizione:
I pazienti che hanno difficoltà a deglutire possono anche avere difficoltà a parlare chiaramente. Sono utili sessioni brevi e concise, con pause per consentire al paziente di riposare.

6. Bambini con patologie otorinolaringoiatriche:
Le tecniche di comunicazione con i bambini spesso richiedono una combinazione di pazienza, gioco e visualizzazione. Utilizzi giocattoli o illustrazioni per spiegare i concetti e crei sempre un'atmosfera rassicurante.

È essenziale ricordare che ogni paziente è unico. L'ascolto attivo, la pazienza e la flessibilità sono fondamentali per adattare le tecniche di comunicazione a ogni situazione. La formazione continua, la conoscenza delle più recenti tecnologie di assistenza e un approccio incentrato sul paziente faranno sì che gli operatori sanitari possano comunicare in modo efficace con tutti i loro pazienti, indipendentemente dalla loro patologia otorinolaringoiatrica.

Strumenti e risorse didattiche per l'educazione del paziente

L'educazione del paziente in otorinolaringoiatria non consiste solo nel trasmettere informazioni. Deve essere uno scambio dinamico e coinvolgente, utilizzando una varietà di strumenti e risorse per soddisfare le esigenze individuali del paziente. Il processo educativo in otorinolaringoiatria, come in altri campi medici, mira a consentire ai pazienti di comprendere la loro condizione, seguire il trattamento e assumersi la responsabilità della propria salute. Ecco una panoramica fluida degli strumenti e delle risorse didattiche più rilevanti per l'educazione dei pazienti otorinolaringoiatrici.

1. Brochure e opuscoli:
Spesso le prime risorse offerte ai pazienti, questi materiali scritti descrivono in dettaglio le varie patologie otorinolaringoiatriche, i loro sintomi, i trattamenti e le misure preventive. Possono essere conservati, riletti a casa e condivisi con familiari e amici.

2. Modelli anatomici:
I modelli del naso, dell'orecchio, della gola o della laringe consentono agli assistenti di spiegare visivamente le caratteristiche specifiche di una patologia, rendendo più facile per i pazienti comprendere la loro condizione.

3. Video educativi:
Le animazioni o i video in tempo reale possono illustrare come progredisce una malattia, come si esegue una procedura o come funziona un trattamento. Questi aiuti visivi possono spesso far luce su concetti complessi.

4. Applicazioni mobili :
Con l'ascesa della tecnologia digitale, oggi esiste una pletora di applicazioni dedicate all'educazione medica. Offrono informazioni, animazioni, quiz e promemoria per i farmaci.

5. Workshop e seminari:
Sessioni interattive in cui i pazienti possono imparare direttamente dai professionisti, fare domande e persino praticare alcune tecniche, come gli esercizi vocali o la somministrazione di farmaci.

6. Siti web specializzati:
Le piattaforme dedicate possono offrire una grande quantità di articoli, video, testimonianze di pazienti e altre risorse per completare l'educazione del paziente.

7. Libri e manuali:
I libri specialistici possono approfondire determinati argomenti, offrendo una visione dettagliata delle patologie, dei trattamenti e dei consigli pratici.

8. Sessioni di ascolto e di sostegno:
Gruppi in cui i pazienti possono condividere le loro esperienze, le loro paure e i loro successi. Offrono un'opportunità di apprendimento tra pari.

9. Risorse multilingue:
È fondamentale garantire che tutti i pazienti, indipendentemente dalla loro prima lingua, abbiano accesso alle informazioni di cui hanno bisogno.

10. Giochi educativi :
Particolarmente utili per i bambini, questi giochi possono aiutare a spiegare concetti complessi in modo divertente e memorabile.

L'educazione del paziente è una componente essenziale delle cure otorinolaringoiatriche. Fornendo le risorse giuste, adattate alle esigenze individuali, gli assistenti possono aiutare i pazienti a comprendere meglio la loro condizione, a seguire il trattamento e a essere più coinvolti nel loro processo di guarigione. Si tratta di un investimento che, a lungo termine, porta a risultati di salute migliori e a una maggiore soddisfazione del paziente.

Gestione delle barriere
linguistico e culturale

La medicina, pur essendo universale nella sua essenza, è praticata all'incrocio di molte culture, lingue e tradizioni. In otorinolaringoiatria, come in altre specialità, comprendere e apprezzare le barriere linguistiche e culturali è fondamentale per fornire un'assistenza ottimale. La comunicazione è la chiave del successo dell'assistenza. Ma come possiamo assicurarci che il messaggio arrivi, quando entrano in gioco la lingua e la cultura?

1. Comprendere le differenze culturali:
I pazienti di culture diverse possono avere credenze

diverse sulle cause della malattia, sui rimedi o persino sul dolore. Rispettare e comprendere queste credenze è essenziale. Ad esempio, in alcune culture, i sintomi otorinolaringoiatrici possono essere collegati a fattori spirituali o ambientali.

2. Utilizzo di interpreti professionisti:

Quando le competenze linguistiche sono carenti, l'uso di interpreti medici qualificati è essenziale. Questi professionisti sono formati non solo per tradurre le parole, ma anche per trasmettere le sfumature e il contesto culturale.

3. Strumenti tecnologici :

Le applicazioni di traduzione medica possono essere utili per gli scambi di base. Anche se non sostituiscono l'interprete, possono essere utili nelle situazioni in cui è necessaria una traduzione rapida.

4. Documentazione multilingue:

Fornire opuscoli, consensi informati o istruzioni post-operatorie nella lingua madre del paziente è un vantaggio innegabile. Questo rende più facile la comprensione e l'adesione al trattamento.

5. Formazione culturale per il personale:

La formazione del personale sulla sensibilità culturale può migliorare la comunicazione, ridurre le incomprensioni e creare fiducia tra assistenti e pazienti.

6. Evitare il gergo medico:

Anche quando si parla la stessa lingua, il gergo medico può creare una barriera. È essenziale utilizzare termini semplici e chiari, assicurandosi che il paziente comprenda le informazioni.

7. Osservare il linguaggio non verbale:

Il linguaggio del corpo, le espressioni facciali e persino i silenzi possono dire molto. Questi indizi non verbali possono segnalare una mancanza di comprensione o una preoccupazione non espressa.

8. Stabilire un legame personale:

Dedicare del tempo a conoscere il paziente come

individuo, e non solo come caso medico, può facilitare la comunicazione e rafforzare la relazione terapeutica.

9. Si prenda il suo tempo:

La comunicazione interculturale può richiedere più tempo. È importante non avere fretta e assicurarsi che ogni fase della consultazione sia chiaramente compresa.

10. Raccogliere un feedback:

Dopo il consulto, chiedere al paziente un feedback sulla chiarezza della comunicazione può aiutare a identificare le aree da migliorare.

Gestire le barriere linguistiche e culturali nell'ONG non è solo una questione di traduzione parola per parola. È un'arte delicata che richiede empatia, pazienza e rispetto. Prendendo in considerazione la diversità dei pazienti e cercando attivamente di colmare il divario di comunicazione, gli assistenti possono garantire che ogni paziente riceva un'assistenza su misura per le sue esigenze specifiche.

Capitolo 20

PROBLEMI DI SALUTE PUBBLICA IN OTORINOLARINGOIATRIA

Prevenzione delle malattie otorinolaringoiatriche a livello comunitario

L'orecchio, il naso e la gola sono organi vitali del nostro corpo e il loro benessere è essenziale per la nostra qualità di vita. Sebbene le malattie otorinolaringoiatriche siano spesso curabili, possono avere un impatto importante sulla nostra vita quotidiana. Ecco perché la prevenzione è fondamentale, e spesso inizia a livello comunitario. La mobilitazione della comunità e la sensibilizzazione su queste malattie è un passo importante verso la loro prevenzione.

1. Campagne di sensibilizzazione della comunità:
Organizzare campagne di sensibilizzazione sull'igiene dell'orecchio, sui pericoli del rumore eccessivo o sull'importanza delle vaccinazioni può aiutare a prevenire molte patologie otorinolaringoiatriche.

2. Programmi di vaccinazione:
La promozione di programmi di vaccinazione per prevenire alcune infezioni che possono colpire l'orecchio, il naso o la gola è fondamentale. L'influenza, la meningite e persino il morbillo possono avere complicazioni otorinolaringoiatriche.

3. Protezione dal rumore :
La sensibilizzazione sui pericoli di alti livelli di rumore, in particolare tra i giovani, può aiutare a prevenire la perdita dell'udito. Incoraggiare l'uso di protezioni acustiche quando è esposto a suoni forti è fondamentale.

4. Promuovere una dieta sana:
Una dieta equilibrata rafforza il sistema immunitario, che può prevenire alcune infezioni otorinolaringoiatriche. Promuovere il consumo di frutta, verdura e altri alimenti nutrienti è quindi essenziale.

5. Educazione al fumo:

Il fumo è uno dei principali fattori di rischio per diverse patologie otorinolaringoiatriche, tra cui il cancro alla gola. Campagne antifumo efficaci possono contribuire a ridurre questi rischi.

6. L'importanza dell'aria pulita:

È essenziale sensibilizzare la comunità sull'importanza della qualità dell'aria, soprattutto in relazione alla prevenzione di allergie e sinusiti. Ciò potrebbe includere campagne di riduzione dell'inquinamento o l'uso di depuratori d'aria in casa.

7. Workshop educativi:

L'organizzazione di workshop per insegnare ai genitori e a chi si occupa di loro come riconoscere i primi segni di una patologia otorinolaringoiatrica può portare a una gestione più precoce e a risultati migliori.

8. Partnership con le scuole:

Collabori con le scuole per introdurre programmi educativi sulla prevenzione delle malattie otorinolaringoiatriche, compresa l'igiene delle mani e la prevenzione delle infezioni.

9. Facilitare l'accesso alle cure:

Assicurare che la comunità abbia un facile accesso ai professionisti sanitari specializzati in otorinolaringoiatria può aiutare a individuare precocemente i problemi e a curarli.

10. Supporto della comunità:

La creazione di gruppi di sostegno per le persone affette da patologie otorinolaringoiatriche croniche può fornire una piattaforma per condividere esperienze, consigli e risorse.

Ponendo la prevenzione al centro delle iniziative comunitarie, è possibile ridurre in modo significativo l'incidenza delle malattie otorinolaringoiatriche. È investendo nell'educazione, nella consapevolezza e nell'accesso alle cure che si può migliorare la salute otorinolaringoiatrica della comunità.

Campagne di sensibilizzazione
e screening

Quando si tratta di salute, la prevenzione è spesso più efficace della cura. Le campagne di sensibilizzazione e di screening svolgono un ruolo cruciale in questo senso. Esse mirano non solo a informare il pubblico sui rischi associati a determinate malattie otorinolaringoiatriche, ma anche a incoraggiare la diagnosi precoce, che può migliorare notevolmente le possibilità di successo del trattamento e la qualità di vita dei pazienti.

1. L'importanza della sensibilizzazione:
La sensibilizzazione è il primo passo per cambiare il comportamento. Informando il pubblico sui sintomi, le cause e i trattamenti delle malattie otorinolaringoiatriche, possiamo incoraggiare le persone a prestare maggiore attenzione alla propria salute e a quella di chi le circonda.

2. Screening: una misura preventiva:
Lo screening regolare consente di individuare le malattie in una fase precoce, spesso prima ancora che i sintomi si manifestino. Quanto prima viene diagnosticata una malattia, tanto maggiori sono le possibilità di guarigione.

3. Campagne mirate:
Le campagne di sensibilizzazione e di screening possono essere progettate per rivolgersi a gruppi specifici, come i bambini, gli anziani, i professionisti esposti a rischi particolari o le popolazioni svantaggiate.

4. Uso dei media:
I media, sia tradizionali che digitali, svolgono un ruolo centrale nella diffusione delle informazioni. Radio, televisione, social network, esposizioni pubbliche e siti web possono essere utilizzati per raggiungere un vasto pubblico.

5. Lavorare con le scuole:
Sensibilizzare i bambini fin da piccoli può creare buone abitudini per tutta la vita. Le scuole sono quindi partner

chiave per l'organizzazione di sessioni informative e di screening.

6. Partnership con le aziende:

Anche i luoghi di lavoro possono essere punti chiave di sensibilizzazione, in particolare per i disturbi legati all'esposizione professionale.

7. Coinvolgimento degli operatori sanitari:

Medici, infermieri, audiologi, logopedisti, ecc. devono essere al centro delle campagne, condividendo la loro esperienza e guidando il pubblico verso le migliori soluzioni di screening e trattamento.

8. Misurare l'impatto:

Per migliorare costantemente le campagne, è essenziale misurarne l'impatto. Raccogliere dati sul numero di persone colpite, sui cambiamenti di comportamento o sulle malattie individuate può aiutare ad adattare le iniziative future.

9. Adattarsi alle esigenze locali:

Non tutte le comunità hanno le stesse esigenze. Una campagna efficace deve tenere conto delle particolarità locali, in termini di rischi specifici, cultura o risorse disponibili.

10. Impegno continuo:

La sensibilizzazione e lo screening non sono iniziative una tantum. Per mantenere la loro efficacia, devono far parte di un approccio continuo, con campagne regolari e aggiornamenti basati sui progressi medici.

Le campagne di sensibilizzazione e di screening sono strumenti potenti nella lotta contro le malattie otorinolaringoiatriche. Informano, individuano e infine prevengono, svolgendo un ruolo chiave nel miglioramento della salute pubblica.

Collaborazione con altri professionisti della salute pubblica

L'otorinolaringoiatria, pur essendo una specialità medica a sé stante, non può essere dissociata dallo spettro globale della salute pubblica. La collaborazione con altri professionisti non è vantaggiosa solo per i pazienti, ma anche per gli stessi professionisti, che possono beneficiare di un approccio più olistico alla salute. Queste collaborazioni rafforzano l'assistenza, migliorano la gestione e massimizzano l'efficacia degli interventi.

1. Competenze complementari:
Ogni professionista sanitario apporta una competenza unica e la loro combinazione fornisce un'assistenza completa. Per esempio, un logopedista lavorerà sulla riabilitazione del linguaggio dopo un intervento di otorinolaringoiatria, mentre un nutrizionista potrebbe aiutare ad adattare la dieta dopo un'operazione alla laringe.

2. I medici di base: la prima linea:
Spesso sono il primo punto di contatto per i pazienti. Lavorando a stretto contatto, possono indirizzare rapidamente i pazienti a uno specialista in otorinolaringoiatria, se necessario.

3. Respirologi:
Le condizioni otorinolaringoiatriche possono spesso avere implicazioni respiratorie. La collaborazione con gli specialisti polmonari assicura la continuità dell'assistenza, in particolare per le condizioni come l'asma o l'apnea notturna.

4. Allergologi:
Molte condizioni otorinolaringoiatriche, come la rinite allergica, richiedono una gestione congiunta con un allergologo per identificare e trattare la causa sottostante.

5. Radiologi:
Essenziali per l'imaging medico, forniscono informazioni

cruciali per la diagnosi e il monitoraggio delle condizioni otorinolaringoiatriche.

6. Neurologi:
La neurologia e l'otorinolaringoiatria si intersecano, in particolare nel campo dell'udito, dove i disturbi possono essere collegati ad affezioni del nervo acustico.

7. Chirurghi plastici e maxillo-facciali:
Alcuni pazienti otorinolaringoiatrici possono richiedere interventi ricostruttivi o estetici, da qui l'importanza di questa collaborazione.

8. Farmacisti:
Sono essenziali nella gestione dei trattamenti farmacologici, consigliando le interazioni, gli effetti collaterali e l'uso migliore dei farmaci.

9. Psicologi e psichiatri:
Le patologie otorinolaringoiatriche possono avere ripercussioni psicologiche, in particolare quando influiscono sulla comunicazione. La collaborazione con questi specialisti è fondamentale per la salute mentale dei pazienti.

10. Assistenti sociali:
Svolgono un ruolo nell'assistenza generale dei pazienti, aiutando a orientarsi nel sistema sanitario, fornendo risorse e sostenendo i pazienti e le loro famiglie.

11. Team di ricerca:
La stretta collaborazione con i ricercatori è essenziale per continuare a fare progressi nel campo dell'otorinolaringoiatria, sia che si tratti di implementare nuove tecniche chirurgiche o di scoprire trattamenti innovativi.

La collaborazione tra i professionisti della sanità pubblica è un pilastro essenziale dell'otorinolaringoiatria. Assicura che ogni paziente riceva un'assistenza completa, in linea con l'adagio che "il tutto è maggiore della somma delle sue parti". La medicina moderna riconosce l'importanza di questo approccio integrato, mettendo il paziente al centro delle sue preoccupazioni.

Capitolo 21

APPROCCI COMPLEMENTARI E ALTERNATIVE ONG

Agopuntura e otorinolaringoiatria

L'agopuntura, patrimonio ancestrale della medicina tradizionale cinese, è caratterizzata dalla capacità di stimolare punti precisi del corpo, utilizzando aghi sottili, per ripristinare l'equilibrio energetico e promuovere la guarigione. Per secoli, ha suscitato interesse, curiosità e talvolta scetticismo. Nel corso degli anni, tuttavia, il suo posto nella medicina moderna è cresciuto, in particolare nel campo dell'otorinolaringoiatria.

1. Agopuntura ed equilibrio energetico:
Secondo la medicina cinese, la malattia deriva da uno squilibrio energetico. L'agopuntura mira a riequilibrare il flusso di energia, o "Qi", attraverso i meridiani del corpo, il che può potenzialmente alleviare un gran numero di disturbi Otorinolaringoiatria.

2. Allergie e rinite:
Una delle principali applicazioni dell'agopuntura in ambito otorinolaringoiatrico è il trattamento delle allergie, in particolare della rinite allergica. Stimolando punti specifici, l'agopuntura può ridurre l'infiammazione, diminuire la produzione di muco e alleviare i sintomi associati.

3. Acufene :
Questo ronzio incessante può avere un impatto significativo sulla qualità della vita. L'agopuntura, agendo sui punti legati all'udito e alla circolazione, potrebbe dare sollievo, anche se gli studi sono ancora limitati.

4. Dolore e mal di gola:
L'agopuntura è rinomata per le sue proprietà analgesiche. Può quindi essere un'alternativa o un complemento ai trattamenti convenzionali per lenire il dolore associato a vari disturbi della gola.

5. Sinusite:
Migliorando la circolazione e stimolando la risposta immunitaria, l'agopuntura potrebbe aiutare ad alleviare i

sintomi della sinusite, riducendo l'infiammazione e favorendo il drenaggio.

6. Vertigini e disturbi dell'equilibrio:
Alcuni punti di agopuntura sono associati all'equilibrio e al sistema vestibolare. Stimolarli può quindi aiutare a ridurre le vertigini o le sensazioni di instabilità.

7. Integrazione nella pratica otorinolaringoiatrica:
Con l'aumento della popolarità dell'agopuntura, alcuni otorinolaringoiatri stanno integrando la pratica nel loro armamentario terapeutico, formandosi da soli o collaborando con agopuntori certificati.

8. Studi e prove scientifiche:
Sebbene l'agopuntura abbia mostrato risultati promettenti nel trattamento di molti disturbi otorinolaringoiatrici, è fondamentale sottolineare che non tutte le sue applicazioni sono ugualmente supportate dalla ricerca scientifica. Gli studi, sebbene incoraggianti, sono ancora limitati e sono necessarie ulteriori ricerche per determinare la reale efficacia dell'agopuntura in ambito otorinolaringoiatrico.

L'agopuntura offre una prospettiva unica sul trattamento delle patologie otorinolaringoiatriche, combinando la filosofia orientale e la scienza occidentale. Sebbene le prove scientifiche debbano ancora essere consolidate, questa antica pratica offre un potenziale innegabile per integrare e arricchire la cura dei pazienti otorinolaringoiatrici.

Fitoterapia e rimedi naturali comuni

Nella nostra continua ricerca di salute e benessere, l'umanità ha sempre attinto alla natura per trovare rimedi ai suoi mali. Grazie ai loro principi attivi, le piante sono state le prime medicine ad essere utilizzate, molto prima dell'avvento della farmacologia moderna. In campo otorinolaringoiatrico, la fitoterapia e i rimedi naturali svolgono un ruolo chiave nella prevenzione e nell'alleviamento di molti disturbi, offrendo un'alternativa o un complemento ai trattamenti convenzionali.

1. Mal di gola e angina :
   - **Timo:** un antibatterico e antisettico naturale, il timo, infuso o gargarizzato, può aiutare a lenire il mal di gola.
   - **Miele e propoli:** questi prodotti dell'alveare, con le loro proprietà antinfiammatorie, possono lenire la gola e combattere le infezioni.
2. Infezioni all'orecchio :
   - **Aglio:** tradizionalmente utilizzato in forma di olio, ha proprietà antibatteriche che possono aiutare a combattere le infezioni dell'orecchio.
   - **Erba di San Giovanni:** in olio, può dare sollievo al dolore all'orecchio.
3. Rinite e sinusite:
   - **Eucalipto:** inalato, libera le vie respiratorie e aiuta a combattere la congestione.
   - **Sambuco:** l'infusione dei suoi fiori può aiutare a ridurre i sintomi del raffreddore.
4. Acufeni e vertigini:
   - **Ginkgo biloba:** questa antica pianta è ritenuta in grado di migliorare la circolazione sanguigna, il che potrebbe aiutare ad alleviare alcuni acufeni.
5. Disturbi della laringe :
   - **Marshmallow : La** radice di questa pianta, se decotta, ha proprietà lenitive per la laringe.
6. Prevenzione delle infezioni otorinolaringoiatriche:
   - **Echinacea:** nota per stimolare il sistema immunitario, può essere utilizzata per prevenire le infezioni otorinolaringoiatriche.

7. Indicazioni per l'uso :
È essenziale ricordare che la fitoterapia, sebbene naturale, non è priva di effetti collaterali o interazioni con altri

farmaci. Si raccomanda di consultare un professionista della salute o un erborista prima di qualsiasi utilizzo.

8. Complementare alla medicina moderna:
Lungi dal contrapporsi alla medicina convenzionale, la fitoterapia offre una sinergia, consentendo ai pazienti di essere trattati in modo olistico. Sottolinea l'importanza di un approccio personalizzato, che tenga conto dell'intera persona.

La natura, generosa e saggia, offre una panoplia di rimedi per alleviare i disturbi otorinolaringoiatrici. Attingendo a questo tesoro, la fitoterapia ci ricorda l'importanza dell'equilibrio e dell'armonia con il nostro ambiente. Combinando tradizione e scienza, apre la strada alla salute integrativa, dove il paziente è l'attore del proprio benessere.

Riflessioni sull'integrazione medicina alternativa nelle cure otorinolaringoiatriche

Il mondo delle cure otorinolaringoiatriche, come molti altri campi medici, sta vedendo un crescente interesse per gli approcci complementari. La medicina alternativa, con la sua panoplia di tecniche e pratiche ancestrali, sembra promettente per alleviare alcuni disagi o integrare i protocolli di trattamento convenzionali. Tuttavia, l'esplorazione di questa integrazione solleva domande sull'efficacia, la sicurezza e il posto che occupa nella medicina moderna.

1. Una risposta ai limiti della medicina convenzionale:
Non si può negare che la medicina moderna abbia fatto enormi progressi, ma a volte presenta dei limiti, soprattutto quando si tratta di trattare sintomi cronici o dolore persistente. Proponendo approcci alternativi, la medicina

alternativa può offrire soluzioni laddove la medicina convenzionale fatica a trovare risposte.

2. Un approccio olistico al paziente:

A differenza della medicina convenzionale, che spesso si concentra sui sintomi, le medicine alternative hanno un approccio più olistico. Considerano il paziente nella sua interezza, integrando le dimensioni emotiva, mentale e spirituale nel processo di guarigione.

3. L'importanza delle prove scientifiche:

Mentre alcune pratiche di medicina alternativa sono provate e testate, altre sono ancora aperte al dibattito. È quindi essenziale basare l'integrazione di questi metodi su studi e ricerche solide, che ne garantiscano sia l'efficacia che la sicurezza.

4. Formazione e collaborazione:

Affinché la medicina alternativa sia integrata con successo, è fondamentale che gli operatori sanitari, siano essi medici otorinolaringoiatri, infermieri o terapisti, ricevano una formazione adeguata. Inoltre, una stretta collaborazione tra questi professionisti garantirà un'assistenza armoniosa al paziente.

5. Le aspettative dei pazienti:

Grazie al facile accesso alle informazioni, i pazienti sono sempre più informati e aperti ad approcci alternativi. La loro crescente richiesta di trattamenti più naturali e meno invasivi deve essere presa in considerazione quando si considera l'integrazione della medicina alternativa.

6. Sfide etiche:

È indispensabile garantire che la ricerca di nuovi approcci non comprometta la sicurezza e il benessere del paziente. La sfida consiste nel trovare un equilibrio tra l'apertura a nuovi metodi e la garanzia di pratiche etiche.

L'integrazione della medicina alternativa nelle cure otorinolaringoiatriche sta aprendo nuove ed entusiasmanti prospettive per l'assistenza ai pazienti. Ci ricorda l'importanza dell'ascolto, dell'assistenza personalizzata e della ricerca continua. Combinando rispettosamente tradizione e modernità, è possibile offrire ai pazienti una medicina umana, innovativa ed efficace.

Capitolo 22

ONG IN SITUAZIONI DI EMERGENZA E DI DISASTRO

Ruolo dell'infermiere Otorinolaringoiatria in situazioni di emergenza

Nel mondo frenetico delle emergenze mediche, ogni secondo conta, e questo è particolarmente vero in specialità mirate come l'otorinolaringoiatria (ONG). L'infermiere otorinolaringoiatra svolge un ruolo cruciale, essendo spesso il primo a valutare e intervenire con un paziente in difficoltà. La sua azione rapida e informata può fare la differenza tra un recupero positivo e complicazioni potenzialmente gravi.

1. Valutazione iniziale rapida:
Quando arriva un paziente con un'emergenza otorinolaringoiatrica, che si tratti di un'ostruzione delle vie aeree o di un trauma facciale, il primo passo è una valutazione rapida ma approfondita. L'infermiere deve valutare rapidamente la gravità della situazione, i segni vitali del paziente e la natura esatta dell'emergenza.

2. Mantenere le vie aeree:
Una delle emergenze otorinolaringoiatriche più frequenti e critiche è l'ostruzione delle vie aeree. L'infermiere deve essere addestrato e pronto a intervenire, sia che questo richieda manovre di disostruzione, l'uso di ossigeno supplementare o persino una tracheotomia di emergenza in collaborazione con un medico.

3. Stabilizzazione del paziente:
Dopo aver gestito la minaccia immediata, l'infermiere deve stabilizzare il paziente, somministrare i farmaci necessari, gestire l'emorragia e fornire un supporto continuo. In caso di trauma, questo può includere anche l'immobilizzazione del paziente o dell'area ferita.

4. Lavorare a stretto contatto con il team medico:
L'infermiere otorino lavora in sinergia con un team di professionisti, tra cui medici, chirurghi e radiologi. La loro capacità di comunicare in modo efficace e di trasmettere

informazioni accurate è fondamentale per una cura ottimale del paziente.

5. Preparazione per un intervento chirurgico d'emergenza:

Se è necessario un intervento chirurgico d'emergenza, l'infermiere prepara il paziente, si assicura che tutte le attrezzature necessarie siano pronte e assiste il chirurgo durante l'operazione.

6. Educazione e rassicurazione del paziente e della famiglia:

Oltre agli interventi medici, l'infermiere svolge un ruolo fondamentale nell'informare e rassicurare il paziente e la famiglia, spiegando la natura dell'emergenza, gli interventi effettuati e i passi successivi.

Quando si trova ad affrontare situazioni di emergenza, l'infermiere otorinolaringoiatra è un pilastro essenziale del team medico. La sua formazione specialistica, la sua reattività e la sua dedizione assicurano che i pazienti ricevano la migliore assistenza possibile quando sono più vulnerabili. In questi momenti cruciali, la sua esperienza fa spesso la differenza.

Trattare il trauma in una situazione di disastro

Nel contesto di un disastro, sia esso naturale, industriale o causato dall'uomo, il mondo medico si trova ad affrontare un afflusso massiccio di feriti, situazioni di emergenza esacerbate e una logistica spesso interrotta. Le lesioni otorinolaringoiatriche, sebbene meno comuni di quelle ortopediche o generali, richiedono un'attenzione e una competenza specifiche. Ecco come l'infermiere otorinolaringoiatra si mobilita in queste circostanze.

1. Triage delle vittime:
Di fronte a un gran numero di pazienti, l'infermiere otorinolaringoiatra svolge un ruolo attivo nel triage, identificando rapidamente quelli con lesioni otorinolaringoiatriche che richiedono un trattamento immediato, come ostruzioni respiratorie, emorragie gravi o lesioni craniche associate.

2. Stabilizzazione sul campo:
In una situazione di disastro, l'accesso a un'attrezzatura medica completa può essere limitato. L'infermiere otorinolaringoiatra deve essere in grado di stabilizzare i pazienti con qualsiasi mezzo disponibile, sia per arrestare un'emorragia nasale, sia per immobilizzare una frattura maxillo-facciale o per liberare le vie aeree ostruite.

3. Collaborazione multidisciplinare:
Il trauma in situazioni di disastro è spesso sfaccettato. L'infermiere otorinolaringoiatra lavora a stretto contatto con altre specialità mediche per garantire che i pazienti siano assistiti nel loro complesso, sia che abbiano anche ustioni, fratture o altre lesioni.

4. Preparazione all'intervento chirurgico:
Se il paziente necessita di un intervento chirurgico d'emergenza, l'infermiere otorinolaringoiatra svolge un ruolo essenziale nella preparazione del paziente, nell'allestimento delle apparecchiature e nell'assistenza durante l'operazione, anche in condizioni spesso precarie.

5. Assistenza psicologica :
I disastri spesso provocano un trauma psicologico, sia per le vittime dirette che per le persone vicine. L'infermiere otorinolaringoiatra offre supporto emotivo, ascolta i pazienti e, se necessario, li indirizza a specialisti in assistenza psicologica.

6. Adattabilità e ingegno:
Di fronte all'imprevisto e alla mancanza di risorse, l'infermiere otorinolaringoiatra deve essere ingegnoso nel trovare soluzioni adeguate, sia utilizzando le attrezzature in

modo non convenzionale che improvvisando metodi di cura.

Le situazioni di catastrofe mettono alla prova i limiti del mondo medico, ma evidenziano anche la dedizione, la competenza e l'adattabilità degli operatori sanitari. L'infermiera otorinolaringoiatra, con la sua specializzazione, offre un contributo inestimabile alla gestione dei traumi in questi momenti cruciali, assicurando che anche nel caos i pazienti ricevano un'assistenza otorinolaringoiatrica di qualità.

Formazione e preparazione risposta alle emergenze

La formazione e la preparazione alle situazioni di emergenza sono essenziali per tutti gli operatori sanitari, ma per gli infermieri di otorinolaringoiatria sono particolarmente importanti. Di fronte a situazioni in cui le vie aeree sono a rischio o a traumi facciali che possono essere destabilizzanti per molti assistenti, la preparazione può fare la differenza tra la vita e la morte. Ecco come gli infermieri di otorinolaringoiatria si addestrano e si preparano alle situazioni di emergenza.

1. Formazione iniziale :
Oltre alla formazione infermieristica di base, la specializzazione in otorinolaringoiatria comporta l'apprendimento di tecniche e competenze specifiche di questa disciplina. Ciò include il riconoscimento rapido delle emergenze otorinolaringoiatriche, come l'ostruzione delle vie aeree o l'emorragia grave.

2. Simulazioni e scenari:
Il modo migliore per essere pronti a rispondere a un'emergenza è esercitarsi regolarmente. Le simulazioni di situazioni di emergenza, spesso realizzate in centri di

formazione specializzati, consentono agli infermieri di otorinolaringoiatria di esercitarsi a rispondere in modo rapido ed efficace.

3. Formazione continua:

Molti infermieri otorinolaringoiatri scelgono di intraprendere un'ulteriore formazione, come il corso Advanced Cardiovascular Life Support (ACLS) o la formazione sulla gestione delle vie aeree, per ampliare le loro capacità di risposta alle emergenze.

4. Formazione interdisciplinare:

Il lavoro di squadra è essenziale nelle situazioni di emergenza. La formazione con altri professionisti sanitari, come medici, anestesisti o tecnici di emergenza, aiuta a migliorare il coordinamento e la comunicazione nelle situazioni di crisi.

5. Aggiornamento delle competenze:

La medicina è in continua evoluzione. Gli infermieri di otorinolaringoiatria devono quindi aggiornare regolarmente le loro competenze e conoscenze per restare al passo con le migliori pratiche e le nuove tecniche di intervento in emergenza.

6. Preparazione mentale ed emotiva:

Affrontare un'emergenza può essere stressante e carico di emozioni. La formazione sulla gestione dello stress o sul supporto psicologico può aiutare gli infermieri di otorinolaringoiatria a gestire queste pressioni e a fornire un'assistenza ottimale al paziente.

La risposta alle emergenze non è solo una questione di abilità tecnica, ma anche di velocità, giudizio e capacità di lavorare sotto pressione. La formazione e la preparazione costante degli infermieri di otorinolaringoiatria assicurano che siano pronti a rispondere in modo efficace e sicuro quando ogni secondo è importante.

Capitolo 23

CONCLUSIONE
IL FUTURO
DELL'ASSISTENZA
INFERMIERISTICA
OTORINOLARINGOIATRICA

Innovazioni tecnologiche
e il loro impatto

L'avvento di tecnologie all'avanguardia ha rivoluzionato il campo della medicina dell'orecchio, del naso e della gola (Otorinolaringoiatria), offrendo soluzioni innovative per la diagnosi, il trattamento e il monitoraggio dei pazienti. Se da un lato questi progressi hanno reso gli interventi più precisi, dall'altro hanno posto nuove sfide e rimodellato le dinamiche di cura. Esploriamo l'impatto delle innovazioni tecnologiche sul mondo dell'otorinolaringoiatria.

1. Diagnosi più precise:
I progressi nella diagnostica per immagini, in particolare l'endoscopia ad alta definizione e le scansioni 3D, offrono una visione chiara e dettagliata delle strutture Otorinolaringoiatria. Ciò consente un'identificazione più accurata delle anomalie e facilita la pianificazione chirurgica.

2. Procedure meno invasive:
Tecniche come la chirurgia assistita da robot consentono interventi più precisi e meno invasivi. Il risultato? Incisioni più piccole, recupero più rapido e meno complicazioni post-operatorie.

3. Trattamento personalizzato:
La tecnologia consente un approccio più personalizzato al trattamento. Ad esempio, gli apparecchi acustici possono essere regolati per adattarsi all'udito individuale, offrendo una migliore qualità del suono al paziente.

4. Telemedicina:
Con la possibilità di consultazioni virtuali, i pazienti possono ora accedere agli specialisti in otorinolaringoiatria senza dover viaggiare. Questo è particolarmente vantaggioso per chi vive in aree remote.

5. Apprendimento e formazione :
Le simulazioni virtuali e la realtà aumentata offrono ai medici e agli studenti di medicina nuovi modi di

apprendere e praticare le tecniche otorinolaringoiatriche prima di applicarle in situazioni reali.

6. Sfide etiche e di sicurezza:
Con l'integrazione dell'AI e di altre tecnologie, sorgono domande sulla sicurezza dei dati, sulla privacy dei pazienti e sulla responsabilità in caso di errori o malfunzionamenti.

7. Accessibilità e costi:
Sebbene queste innovazioni possano migliorare la qualità dell'assistenza, possono anche aumentare i costi. La questione di come rendere queste tecnologie accessibili a tutti, senza aumentare l'onere finanziario, rimane una preoccupazione.

8. Adattamento e formazione continua:
Per i professionisti del settore sanitario, tenersi al passo con questi progressi tecnologici richiede una formazione continua e l'adattabilità a nuovi metodi di lavoro.

L'impatto delle innovazioni tecnologiche in ambito otorinolaringoiatrico è innegabile. Hanno il potenziale per trasformare l'assistenza, migliorare i risultati dei pazienti e rendere le procedure più sicure ed efficienti. Tuttavia, questi progressi comportano nuove sfide che richiedono riflessione, adattamento e collaborazione continua tra operatori sanitari, sviluppatori di tecnologie e responsabili politici.

Riflessioni sull'evoluzione
Il ruolo infermieristico nel reparto

Il ruolo dell'infermiere otorinolaringoiatra si è evoluto notevolmente nel corso degli anni. Storicamente considerata un'assistente del medico, oggi l'infermiera è un professionista della salute a tutti gli effetti, con competenze, responsabilità e aspettative specifiche. Questa evoluzione è il risultato di cambiamenti sociali, tecnologici e formativi. Esploriamo questa progressione.

1. Responsabilità ampliate:

Gli infermieri non si limitano più ai compiti di assistenza di base. Ora svolgono un ruolo centrale nella valutazione, nella pianificazione, nell'attuazione e nella valutazione dell'assistenza. In ambito otorinolaringoiatrico, ciò significa partecipare attivamente alla diagnosi, alla gestione della patologia e alla riabilitazione post-chirurgica.

2. Aumento della specializzazione:

Con lo sviluppo delle tecnologie e delle tecniche mediche, il campo d'azione dell'infermiere Otorinolaringoiatria si è diversificato. Questo ha portato alla necessità di una formazione specialistica per padroneggiare nuove procedure, comprendere le attrezzature innovative e rispondere alle esigenze complesse dei pazienti.

3. Autonomia professionale:

Sempre più spesso, gli infermieri hanno acquisito autonomia, prendendo decisioni cliniche basate su valutazioni approfondite, protocolli stabiliti ed esperienza clinica.

4. Collaborazione interdisciplinare:

L'infermiere otorinolaringoiatra lavora a stretto contatto con un team multidisciplinare - medici, audiologi, logopedisti, eccetera - per garantire che i pazienti ricevano la migliore assistenza possibile. Questa sinergia assicura che i pazienti ricevano la migliore assistenza complessiva possibile.

5. Ruolo educativo potenziato:

L'infermiera otorinolaringoiatra è spesso il primo punto di contatto per i pazienti e le loro famiglie. Il suo ruolo educativo si è quindi intensificato, fornendo informazioni chiare su patologie, trattamenti, cure post-operatorie e prevenzione.

6. Sfide etiche e di salute pubblica:

Gli sviluppi della medicina e le questioni sociali hanno messo gli infermieri di fronte a complessi dilemmi etici. Dalla gestione delle informazioni personali alla cura delle popolazioni vulnerabili, gli infermieri sono spesso in prima linea nelle questioni etiche.

7. Tecnologia e telemedicina:
L'ascesa della telemedicina ha aperto nuove possibilità di assistenza, ma anche sfide in termini di adattamento e formazione per gli infermieri.

L'evoluzione del ruolo degli infermieri nel reparto di otorinolaringoiatria riflette i grandi cambiamenti nel panorama medico degli ultimi decenni. Riconoscere e valorizzare questi cambiamenti è essenziale se vogliamo garantire un'assistenza di alta qualità, incentrata sul paziente. L'infermiere di oggi è un professionista esperto con competenze preziose che contribuisce attivamente alla salute e al benessere dei pazienti otorinolaringoiatrici.

Consigli per i principianti ONG

Il mondo dell'otorinolaringoiatria (Otorinolaringoiatria) è vasto, emozionante e in continua evoluzione. Per coloro che iniziano la loro avventura in questa specialità medica, ecco alcuni consigli su come navigare con successo e prosperare:

*   **Studiare con passione:**
    L'otorinolaringoiatria è una disciplina che copre un'ampia gamma di patologie e trattamenti. Sfrutti al massimo ogni opportunità di apprendimento, sia che si tratti di un corso, di uno stage o di uno studio autonomo.
*   **Cerca la pratica:**
    La teoria è essenziale, ma lo è anche la pratica. Cerchi di immergersi in una varietà di situazioni cliniche per acquisire esperienza e sicurezza.
*   **Coltivare la curiosità:**
    La medicina è in continua evoluzione. Si tenga al

corrente delle ultime ricerche, innovazioni e tecniche nel campo dell'otorinolaringoiatria.

- **Sviluppi le sue capacità relazionali:**
  Un buon otorino non è solo tecnicamente competente. L'ascolto, la comunicazione chiara e la capacità di rassicurare i pazienti sono tutte qualità essenziali.

- **Cerchi dei mentori:**
  Si circondi di professionisti esperti che possano guidarla, consigliarla e condividere con lei le loro esperienze.

- **Partecipi a conferenze e workshop:**
  Questi eventi rappresentano un'opportunità preziosa per aggiornarsi, fare rete con altri professionisti e arricchire la sua visione della specializzazione.

- **Dare priorità al lavoro di squadra:**
  L'otorinolaringoiatria, come molte specialità mediche, è un lavoro di collaborazione. Impari a lavorare con altri professionisti della salute, come audiologi, logopedisti o chirurghi maxillo-facciali.

- **Gestire lo stress:**
  Il settore medico può essere stressante. Trovi delle tecniche di rilassamento, come la meditazione, lo sport o altre attività che la aiutino a decomprimere.

- **Rimanga organizzato:**
  Che si tratti di gestire i suoi appuntamenti, di monitorare i progressi dei suoi pazienti o di continuare i suoi studi, una buona organizzazione la aiuterà ad essere più efficiente e senza stress.

- **Cercare sempre l'eccellenza:**
  Si ponga degli standard elevati nell'assistenza al paziente, nell'etica medica e nello sviluppo professionale.

Infine, ricordi che ogni paziente è unico. Ogni consultazione, ogni diagnosi, ogni procedura è un'opportunità per imparare e crescere come professionista. Con passione, dedizione e un costante desiderio di imparare, il suo viaggio nel mondo dell'otorinolaringoiatria non sarà solo gratificante dal punto di vista professionale, ma anche profondamente soddisfacente a livello personale.

Capitolo 24

GESTIONE DELLA CARRIERA E SVILUPPO PROFESSIONALE

Possibili percorsi di carriera e specializzazioni

L'otorinolaringoiatria (ONG) è una specialità medica che si occupa delle malattie delle orecchie, del naso e della gola. Ma all'interno di questo ampio campo, ci sono diverse sottospecialità e possibili percorsi per i professionisti che desiderano concentrarsi su aree specifiche. Ecco una panoramica di questi percorsi:

- **Otologia e Neurotologia:**
  Questi specialisti si occupano delle malattie dell'orecchio, compresi i problemi di udito e di equilibrio. I neurotologi si concentrano anche sulle malattie del nervo acustico e delle strutture craniche correlate.
- **Rinologia e chirurgia endoscopica dei seni paranasali:**
  Questo sottocampo si occupa delle condizioni del naso e dei seni paranasali. I chirurghi specializzati in quest'area possono eseguire interventi di chirurgia endoscopica per trattare condizioni come la sinusite cronica.
- **Laringologia e Fonologia:**
  Gli specialisti di questo settore trattano i disturbi della laringe e delle vie respiratorie e digestive superiori. Si interessano anche dei problemi della voce e della deglutizione.
- **Chirurgia Cervico-Facciale e Oncologia Otorinolaringoiatria:**
  Questi chirurghi trattano i tumori benigni e maligni della testa e del collo, compresa la chirurgia ricostruttiva ed estetica.
- **Otorinolaringoiatria pediatrico:**
  Concentrandosi sui bambini, questo sottocampo si occupa delle condizioni otorinolaringoiatriche specifiche della popolazione pediatrica.

- **Chirurgia plastica e ricostruttiva del viso:**
  I chirurghi di questa specializzazione si occupano di chirurgia estetica e ricostruttiva del viso, del collo e del cuoio capelluto.
- **Allergia otorinolaringoiatrica:**
  Questi specialisti si occupano di pazienti che hanno reazioni allergiche che interessano le orecchie, il naso e la gola.
- **Ricerca clinica:**
  I professionisti possono scegliere di dedicarsi alla ricerca per sviluppare nuove tecniche chirurgiche, trattamenti farmacologici o per studiare le cause alla base delle malattie otorinolaringoiatriche.
- **Formazione e istruzione:**
  Alcuni otorinolaringoiatri possono scegliere di dedicare parte o tutta la loro carriera alla formazione di futuri medici, chirurghi e altri operatori sanitari.
- **Amministrazione e gestione:**
  Con un'esperienza sufficiente, alcuni specialisti in otorinolaringoiatria possono scegliere di assumere ruoli amministrativi, gestendo reparti di otorinolaringoiatria in ospedali o cliniche.
- **Telemedicina:**
  Con l'evoluzione della tecnologia, la telemedicina sta guadagnando popolarità, consentendo agli specialisti di consultare i pazienti a distanza.

I possibili percorsi di carriera in otorinolaringoiatria sono vasti e variegati, offrendo ai professionisti molte opportunità di specializzarsi in base ai loro interessi e alle loro aspirazioni.

L'importanza di una rete professionale

Nella pratica medica, come in molti altri campi professionali, costruire e mantenere una solida rete professionale è essenziale per una serie di ragioni.

- **Collaborazione e consulenza:**
  In un campo così specializzato come l'otorinolaringoiatria, è comune trovarsi di fronte a casi complessi o rari. Avere una rete di colleghi da consultare può offrire spunti e suggerimenti preziosi per la gestione del paziente. È uno scambio di competenze che aiuta a garantire il miglior trattamento possibile.
- **Opportunità di carriera:**
  Una rete solida può portare a opportunità di carriera, che si tratti di una nuova posizione presso un'istituzione rinomata, di una possibilità di entrare nella ricerca clinica o di una raccomandazione per una posizione di insegnamento.
- **Formazione continua :**
  Il settore medico è in costante evoluzione con l'introduzione di nuove tecnologie, tecniche e ricerche. Una rete professionale ci aiuta a tenerci aggiornati sugli ultimi progressi, sulle conferenze pertinenti e sui corsi di formazione aggiuntivi.
- **Ricerca collaborativa:**
  Per chi è interessato alla ricerca, avere contatti in ambito accademico e clinico può aprire le porte a collaborazioni di ricerca, permettendo di combinare risorse, conoscenze e competenze per condurre studi più approfonditi.
- **Supporto emotivo e professionale:**
  La medicina, in particolare la chirurgia, può essere stressante. Avere una rete di colleghi che conoscono le sfide specifiche della specialità otorinolaringoiatrica può offrire un sostegno inestimabile, sia per discutere

di problemi clinici che per gestire lo stress e il burnout.

- **Condividere le risorse:**
  Che si tratti di nuove tecnologie, strumenti diagnostici o metodi di trattamento, una rete professionale rende più facile la condivisione di risorse e conoscenze.
- **Stabilire i riferimenti:**
  Una rete forte facilita i rinvii reciproci dei pazienti, assicurando che ogni paziente riceva l'assistenza più appropriata per la sua specifica condizione.
- **Influenza e advocacy:**
  Un gruppo unito di otorinolaringoiatri può esercitare una maggiore influenza collettiva, sia per sostenere le politiche sanitarie, l'accesso alle cure o i finanziamenti per la ricerca.
- **Evoluzione e adattamento:**
  Grazie agli scambi all'interno della rete, un professionista può adattarsi più rapidamente alle tendenze e ai cambiamenti del settore.

In un settore così specializzato e in costante evoluzione come quello dell'otorinolaringoiatria, la forza di una rete professionale non può essere sottovalutata. Essa svolge un ruolo fondamentale nello sviluppo della carriera, nel miglioramento dell'assistenza ai pazienti e nel sostegno personale.

Gli sviluppi dell'attività: tenersi aggiornati e adattarsi al cambiamento

Il mondo medico, e l'otorinolaringoiatria in particolare, è un campo in costante evoluzione. I progressi tecnologici, la ricerca clinica, le trasformazioni sociali e i cambiamenti normativi influenzano costantemente la pratica professionale. È quindi essenziale che tutti i professionisti dell'otorinolaringoiatria si adattino, si evolvano e si mantengano aggiornati.

1. Progressi tecnologici :
Ogni anno vengono introdotti nuovi strumenti, apparecchiature e tecniche. Che si tratti di robotica chirurgica, di imaging medico all'avanguardia o di innovazioni in audiologia, questi progressi offrono opzioni di trattamento più precise, meno invasive e spesso più efficaci.

2. Ricerca e scoperte cliniche:
Nuovi studi e ricerche ampliano costantemente la nostra comprensione delle malattie otorinolaringoiatriche e dei loro trattamenti. La capacità di integrare queste nuove conoscenze nella pratica clinica è essenziale per fornire un'assistenza basata sulle prove più recenti.

3. Adattamento normativo:
Le normative mediche, le politiche sanitarie e le raccomandazioni delle associazioni professionali si evolvono in risposta alle mutate esigenze della società, alle sfide della salute pubblica e alle scoperte scientifiche. È fondamentale rimanere informati e conformi a queste linee guida.

4. Requisiti del paziente:
Con un maggiore accesso alle informazioni, i pazienti sono sempre più informati e attivi nelle loro cure. Sono alla ricerca di trattamenti personalizzati e spesso desiderano discutere le ultime opzioni terapeutiche. Mantenersi aggiornati aiuta a soddisfare queste aspettative.

5. Formazione continua:
Partecipare a seminari, workshop, conferenze e altre formazioni professionali è uno dei modi migliori per rimanere aggiornati. Inoltre, offre l'opportunità di creare una rete di contatti con colleghi ed esperti del settore.

6. Cambiamento sociale:
I cambiamenti nella percezione sociale della salute, le aspettative di assistenza e le sfide demografiche (come

l'invecchiamento della popolazione) possono influenzare la domanda e la natura degli interventi di otorinolaringoiatria.

7. Collaborazione interprofessionale:
Lavorare a stretto contatto con altri specialisti, come audiologi, chirurghi maxillo-facciali o logopedisti, ci permette di beneficiare di prospettive diverse e di approcci complementari al trattamento delle condizioni otorinolaringoiatriche.

8. Sviluppo della telemedicina:
Con l'ascesa delle tecnologie digitali, la telemedicina sta guadagnando terreno, offrendo consultazioni a distanza, facilitando il monitoraggio del paziente e rendendo l'assistenza più accessibile.

La natura mutevole della professione di otorinolaringoiatra richiede un monitoraggio costante, curiosità professionale e volontà di imparare e adattarsi. Mantenersi aggiornati non è solo una necessità professionale, ma anche una responsabilità nei confronti dei pazienti, assicurando che ricevano le cure più aggiornate ed efficaci disponibili.

www.ingramcontent.com/pod-product-compliance
Lightning Source LLC
Chambersburg PA
CBHW071202290526
45796CB00008B/113